CATALOGUE

DE LA

COLLECTION CIVIALE

SOUS PRESSE :

POUR PARAITRE EN DÉCEMBRE 1868

LA LITHOTRITIE ET LA TAILLE

GUIDE PRATIQUE

Par le Dr J. CIVIALE.

Cet ouvrage, résumé de la pratique de l'auteur, s'adresse essentiellement aux praticiens. De nombreuses figures facilitent l'intelligence du texte.

COLLECTION

DE

CALCULS URINAIRES

ET

D'INSTRUMENTS DE CHIRURGIE

DU

Dr J. CIVIALE

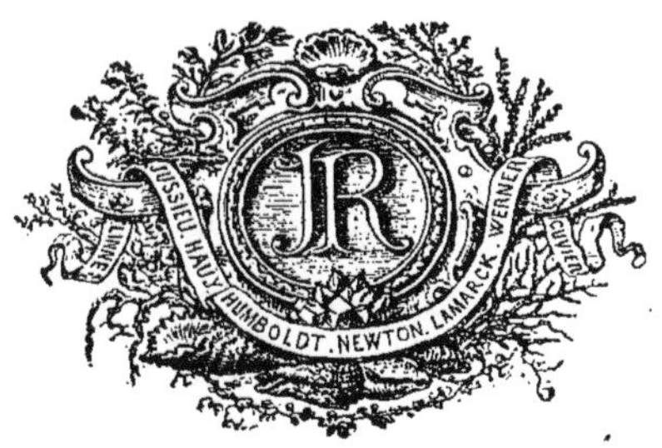

PARIS

J. ROTHSCHILD, ÉDITEUR,

43, RUE SAINT-ANDRÉ-DES-ARTS, 43

1869

AVANT-PROPOS

M. Civiale est mort au moment où il achevait ce catalogue, que nous publions aujourd'hui, et un autre ouvrage plus considérable, que nous espérons publier prochainement.

En formant la collection de calculs et d'instruments dont ce catalogue contient la description et l'explication, M. Civiale songeait à perpétuer un enseignement clinique qui a été un de ses bienfaits et le plus puissant peut-être de ses moyens d'action. Les étudiants en chirurgie et les chirurgiens étrangers qui visiteront l'hôpital Necker trouveront dans le service fondé par M. Civiale, et qui porte son nom, le souvenir de ce praticien célèbre.

Cette collection résume, en effet, la vie scientifique de M. Civiale : elle présente une réunion de pièces choisies avec soin pour servir à l'histoire de l'affection calculeuse, et qui seront d'un précieux secours aux successeurs de M. Civiale dans leurs démonstrations et conférences cliniques.

L'administration de l'Assistance publique est entrée dans les vues du donateur : la collection est avantageusement placée dans un joli cabinet attenant à la salle principale du service des calculeux. Il paraît que l'Administration veut faire de ce cabinet, déjà si riche, un véritable musée. Une armoire, avec tiroirs et vitrines, doit être dressée en face de celle qui renferme les concrétions urinaires et les instruments réunis par M. Civiale, et destinée aux pièces d'anatomie pathologique des organes génito-urinaires. Un jeune chirurgien, qui a recueilli la succession de M. Civiale, paraît disposé à conserver au service spécial des calculeux le caractère d'utilité pratique que lui avait donné le fondateur.

En 1829, à l'époque où fut établi le service des calculeux, M. Civiale disposait d'une salle de 12 lits. Par un acte authentique du 22 août 1856, le service spécial des calculeux de l'hôpital Necker fut définitivement fondé, et le nombre des lits porté à 26.

Aujourd'hui, les éléments d'instruction théorique et pratique abondent dans le service spécial des maladies des organes génito-urinaires. Les collections

léguées par M. Civiale à l'hôpital Necker renferment :
1° 900 calculs environ, disposés sur des cartons, placés dans des boîtes ou des flacons, et rangés par
séries, suivant un ordre méthodique ; 2° les instruments et appareils qui étaient à l'usage du donateur,
formant 136 pièces distribuées dans plusieurs compartiments ou placées en évidence au-dessus des
cartons ; 3° les ouvrages et opuscules de M. Civiale,
et un grand nombre d'exemplaires de ce catalogue,
exemplaires qui seront remis aux chirurgiens que la
curiosité ou le désir de s'instruire engagera à visiter
le service spécial et le musée y attenant.

M. Civiale a fondé, en outre, un prix de mille francs,
qui sera décerné tous les deux ans à l'élève interne
des hôpitaux, titulaire ou provisoire, auteur du travail le plus recommandable sur les maladies des organes génito-urinaires, d'après le jugement d'une
commission composée de trois médecins et de deux
chirurgiens désignés par l'Administration.

On le voit, M. Civiale n'a rien négligé pour assurer
l'avenir d'un service particulièrement utile aux malades indigents, aux élèves en médecine et aux chirurgiens étrangers qui visitent nos hôpitaux, et qui
ont trouvé jusqu'ici dans le service spécial de l'hôpital Necker un précieux complément d'études.

M. Civiale désirait que le catalogue de ses collections fût joint comme appendice au GUIDE DU PRATI-
CIEN DANS LES OPÉRATIONS DE LA LITHOTRITIE ET DE LA
TAILLE; mais ce dernier ouvrage est trop considérable pour qu'on songe à le grossir d'un appendice qui
forme déjà un volume; au moment de la publication,
il a fallu les séparer.

J.-M. G.

Paris, le 24 Février 1868.

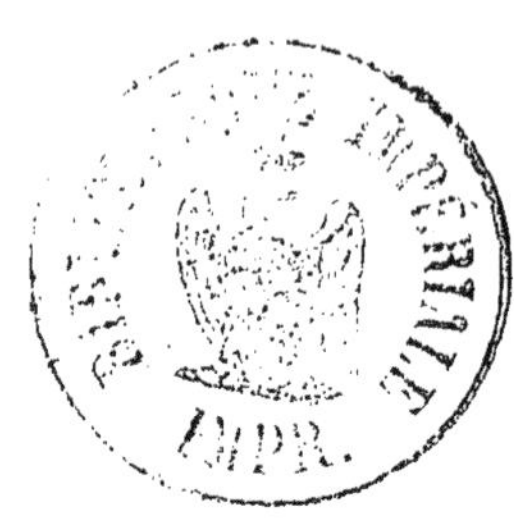

INTRODUCTION (1)

J'ai l'honneur de placer sous les yeux de l'Académie une collection de calculs urinaires que j'ai formée durant ma longue pratique, et qui est à la fois le complément et le résumé de mes travaux sur l'affection calculeuse.

L'étude des concrétions urinaires a été renouvelée par la lithotritie, dont les applications exigent une connaissance précise de la structure et des caractères physiques de la pierre, connaissance qui est moins nécessaire pour la pratique de la taille.

J'ai étudié les concrétions urinaires à la manière des minéralogistes, armé du ciseau et de la loupe, divisant les masses et isolant leurs parties constituantes. J'ai employé tour à tour la scie, le coin, le marteau, agissant directement sur la pierre, ou frappant sur le ciseau pour détacher des éclats.

J'ai eu souvent recours à un procédé moins connu, qui consiste à faire éclater la pierre, en agissant sur la partie cen-

(1) Ces quelques pages d'introduction sont extraites des *Comptes rendus des séances de l'Académie des sciences*, tome LXIV, séance du 13 mai 1867. Nous les reproduisons textuellement, selon le vœu de l'auteur. M. Civiale est mort le 13 juin 1867, un mois juste après avoir lu ce court mémoire à l'Académie.

trale. C'est par ce mode de morcellement qu'on obtient les éclats les plus nets, quand la pierre est dure.

En formant cette collection, mon dessein a été de faire connaître les nombreuses variétés de concrétions urinaires et leur structure intime. Les écrits et même les figures sont insuffisants, quand il s'agit de montrer l'arrangement moléculaire des corps. Le dessin, qui parle aux yeux, ne rend pas les particularités, les menus détails et la disposition des éléments composants. Il n'est rien de tel que de voir un objet, pour en saisir les caractères.

En réunissant sur des cartons et des planchettes des séries de graviers et de calculs que rapprochent certaines analogies, j'ai dressé en quelque sorte des tableaux naturels, très-propres à faciliter l'étude des produits de l'affection calculeuse.

Les calculs de ma collection proviennent de 2,700 malades que j'ai traités depuis 1824, et dont 1,600 ont été opérés par la 'lithrotritie. Une grande partie de la poudre et des débris rendus par ces derniers a été utilisée pour les analyses chimiques.

Les concrétions urinaires, à l'état rudimentaire, se présentent sous forme de cristaux, de paillettes, de poudre amorphe, de pâte molle. J'ai recueilli ces dépôts, et, après dessiccation, je les ai fixés sur des ronds de pàpier. J'ai usé du même procédé pour les débris et les éclats pierreux rendus par les malades, après l'opération, quelquefois en quantité considérable. Les ronds de papier sont soigneusement collés sur le carton ou la planchette.

Les calculs isolés sont fixés sur des planchettes recouvertes d'une feuille de papier-linge qui adhère au moyen d'une forte solution de gomme. Pour rendre plus solide l'adhérence du calcul, j'ai pratiqué à l'emporte-pièce, dans le bois de la

tablette, des excavations dans lesquelles s'engagent des brins
de coton imbibés de gomme, qui font comme un coussinet
d'autant plus épais que les calculs sont plus volumineux et
d'une configuration irrégulière. Quelques pierres reposent
sur une espèce de socle.

Ainsi, chaque pièce est solidement fixée et ne peut se détacher que par exfoliation, lorsque la couche extérieure de
la pierre se sépare et reste collée à la planchette. C'est ce
qui a lieu pour les calculs exfoliés, dont la croûte est d'une
consistance très-faible.

Si une pièce se détachait par accident, il serait facile de
la remettre en place, en laissant tomber quelques gouttes
d'eau sur le lieu qu'elle occupait. Au bout de quelques heures, le coussinet ramolli permet de fixer de nouveau la
pierre. Pour plus de sûreté, on ajoute quelques brins de coton imbibés de gomme. La pierre se trouve fixée dès le troisième jour.

Pour prévenir toute détérioration du papier-linge, je l'ai fait
recouvrir d'une couche de vernis.

Mes observations m'ont conduit à établir des distinctions
essentielles (1) par rapport aux éléments, à la formation et
au développement des concrétions urinaires. J'indiquerai
brièvement ces distinctions.

Il y a deux classes de calculeux. Dans la première figurent
tous ceux dont la pierre constitue toute la maladie. Dans la
deuxième, l'affection calculeuse est précédée de désordres locaux ou généraux.

Dans les cas simples, les dépôts de l'urine ont pour base
l'acide urique et ses composés, l'oxalate calcaire et la cystine. On croit généralement que ces dépôts se forment lors-

(1) *Traité de l'affection calculeuse*, p. 22-66.

que l'urine ne contient pas assez d'eau pour maintenir en dissolution les substances salines que sécrètent les reins à l'état normal.

Ces dépôts sont expulsés naturellement et en grande quantité sous forme de cristaux, de paillettes, de poudre amorphe. Van Helmont a écrit que chaque homme rend journellement sa pierre en détail.

Un grain reste-t-il dans la vessie, il devient le noyau d'un calcul qui se développe par couches lamellées ou par grains agglomérés ; quelquefois ces deux modes de développement alternent ou coïncident. De là trois grandes divisions correspondantes dans le dévelopement des calculs.

Dans le développement par lamelles, qui passe pour être le plus commun, la matière solidifiable de l'urine se dépose autour d'un grain primitif ; les couches qui se superposent ainsi les unes aux autres ont été comparées aux tuniques d'un oignon ; elles sont en général très-serrées.

Dans la structure granulée, qui est en réalité la plus commune, les grains se forment et grossissent isolément ; après avoir acquis un certain volume, ils s'agrégent aux autres grains, tantôt d'une manière régulière, tantôt sans ordre, ce qui donne à la pierre une configuration extraordinaire.

Dans quelques graviers arrondis, la matière agglutinative qui sert à unir les grains forme à l'extérieur une croûte assez mince pour laisser entrevoir les granulations sous-jacentes. Dans les calculs, cette croûte augmente d'épaisseur, et forme une enveloppe solide. Cette croûte se montre aussi dans un grand nombre de gros graviers dont la structure se modifie et tend à devenir mixte.

Les concrétions, à leur première période de développement, sont le plus souvent d'une structure simple et homogène, les unes granulées, les autres lamellées.

Il n'en est pas ainsi des calculs. Un petit nombre seulement de graviers lamellés continue à se développer par couches successives.

Notons ici une particularité importante. Les lignes concentriques qui délimitent les couches sont coupées par d'autres lignes excentriques qui rayonnent du noyau vers la périphérie. Cette disposition rend les calculs fragiles, au point qu'il y en a qui se brisent spontanément dans la vessie. Ces calculs cassants, une fois hors de la vessie, se désagrégent au moindre choc, quelles que soient d'ailleurs leur composition et leur consistance.

Les graviers granulés se transforment à mesure qu'ils grossissent, et les granules se mêlent aux lamelles. Dans la plupart des cas, les couches lamellées alternent, soit avec d'autres couches d'une structure et d'une composition différentes, soit avec des dépôts granulés. Les combinaisons varient.

Il y a des calculs granulés à l'extérieur, et lamellés à l'intérieur. D'autres, en plus grand nombre, présentent la disposition inverse. Quand les deux structures alternent ou se confondent, le calcul est mixte. Nous ne faisons que mentionner les calculs à couches alternantes, qui rentrent dans la deuxième classe.

Remarquons, en passant, qu'il y a des calculs noirs qui sont blancs à l'intérieur, tandis que d'autres sont recouverts d'une couche jaune ou grise.

Quant aux calculs composés, il faut se rappeler que les éléments simples en apparence ne le sont pas en réalité. L'acide urique, par exemple, est associé à l'urate de potasse, de soude et d'ammoniaque, à l'oxalate et au phosphate calcaire. Dans ce cas, les cristaux ne présentent pas la même régularité que dans les concrétions homogènes. D'après Walther, l'acide urique cesse d'être pur, lorsque le calcul dépasse le volume d'un haricot.

Toutes les fois que le gravier séjourne longtemps dans la vessie, son action sur la surface vésicale provoque une phlegmasie, et, par suite, une sécrétion morbide, dont le produit se mêle à l'urine et modifie la nature des dépôts lithiques ; en sorte que les lamelles et les grains récemment formés ne ressemblent aux premiers, ni par la structure, ni par la composition. L'influence de la matière animale unissante sur le développement des calculs est considérable.

Dans les concrétions d'oxalate calcaire, ainsi que dans les dépôts d'acide urique, on observe la structure granulée, et aussi la structure mixte. Les dépôts d'oxalate calcaire sont rarement expulsés à l'état de sable et de gravelle.

Les calculs de cystine pure sont rares. La cystine, facile à reconnaître à l'état de pureté, échappe aux regards quand elle est associée à d'autres substances. J'ai signalé, à l'article des concrétions granulées, les caractères particuliers des calculs de cystine (1).

Les variétés de forme sont infinies. A part la structure du calcul, plusieurs circonstances peuvent influer sur sa configuration, et notamment les organes dans lesquels il se développe et les variétés du noyau.

Lorsque le col de la vessie est dilaté et la prostate plus ou moins atrophiée, cas fréquent, les gros calculs sont allongés et comprimés circulairement.

On voit des pierres vésicales qui sont étranglées par le milieu ou vers une de leurs extrémités. D'autres présentent un ou plusieurs sillons pour l'écoulement des urines. Il en est

---

(1) *Voir* les faits recueillis dans un Mémoire spécial que j'ai présenté à l'Académie des sciences, et qui a été reproduit dans l'ouvrage intitulé : *Traitement médical et préservatif de la pierre et de la gravelle*, p. 403 (Paris, 1840, in-8). *Voir* aussi une note de M. Pelouze, à la suite du Mémoire cité.

qui sont excavées du côté correspondant à des tumeurs du corps ou du col de la vessie.

Lorsque plusieurs calculs sont en contact dans les voies urinaires, ils se développent irrégulièrement, et présentent le plus souvent des facettes plates, concaves ou convexes, à surface polie. Ces calculs sont très-communs.

Le développement irrégulier des concrétions urinaires dépend, en résumé, de la conformation ou de la déformation des organes et du frottement des calculs les uns avec les autres.

Le noyau, dont nous avons aussi noté l'influence, existe dans presque tous les calculs lamellés. Quelquefois l'écorce et le noyau se confondent dans les calculs homogènes. Les noyaux sont généralement des grains pierreux extrêmement durs.

Au centre des concrétions les plus résistantes (celles d'oxalate calcaire, par exemple), on trouve cependant des noyaux sans consistance, formés d'un amas de substance amorphe ou d'un simple dépôt calcaire.

La nature, la forme et la situation des noyaux exercent une grande influence sur la configuration de la pierre.

Il en est de même des noyaux multiples.

Les calculs à noyau excentrique et à noyaux multiples sont très-remarquables sous le rapport de la configuration.

La présence des corps étrangers dans la vessie doit fixer l'attention du chirurgien, et parce qu'elle est très-commune, et parce que les corps étrangers qui servent de noyaux à la pierre modifient à la fois la configuration, la structure et même la composition des concrétions urinaires (1).

---

(1) En 1838, je présentai à l'Académie un tableau de 166 cas, où l'on remarque parmi les corps étrangers venus du dehors, et dont plusieurs sont devenus le noyau d'une pierre, 25 épingles ou aiguilles, 1 poinçon, 2 cure-oreilles, 6 fragments d'os, 5 dents, 18 sondes ou bougies flexibles ou rigides, 12 morceaux de bois, 6 étuis

Formes extraordinaires. — Il y a des calculs coniques, pyramidaux, triangulaires, cubiques, carrés, tétraédriques, etc. On a vu des pierres qui ressemblaient à un champignon, à un cœur, à un cerveau. Il y a beaucoup de pierres plates. Ces formes extraordinaires n'ont point de causes connues.

L'aplatissement et les facettes ne sont pas toujours l'effet de la pluralité des calculs. J'ai retiré quatre pierres de la vessie d'une malade : l'une était allongée, la deuxième ressemblait à une pyramide triangulaire, les deux autres étaient plates.

Astley Cooper a retiré d'une vessie 140 calculs, tous plus ou moins cubiques ; Wilson en a extrait 8 qui étaient tous ovoïdes. Covillard retira de la vessie d'un malade 13 pierres, dont 2 ou 3 seulement à facettes.

La longueur de certains calculs des reins, des uretères et de l'urèthre est attribuée à l'action de ces divers organes, qui semblent servir de moules. On trouve cependant des calculs très-allongés dans la vessie ; et il n'est pas rare de trouver dans les uretères ou dans l'urèthre des calculs ronds ou ovoïdes.

On ne trouve pas plus de rapports entre les déformations que peut éprouver la vessie et les calculs annulaires, perforés, branchus, articulés, en chapelet, en croissant.

à aiguilles, 1 bouchon, 13 tiges d'épis de graminées ou fétus de paille, 9 bourdonnets de charpie, 6 tuyaux de pipe, 3 tubes de verre, des fruits divers, des plumes, des poils, sans compter la série des corps qui sont parvenus dans la vessie à la suite d'accidents et de blessures par armes de guerre, tels que balles, grains de plomb, ferrets d'aiguillettes, esquilles d'os. — J'ai, depuis cette époque, retiré de la vessie, dans l'espace de quelques années, 19 sondes ou bougies en gomme élastique, 2 en gutta-percha, 2 en métal, une bougie de cire, une lanière de cuir, 2 porte-plumes, 1 manche de pinceau, 2 fragments d'os, 1 bout de tendon, une mèche de charpie, 1 tube de baromètre, 1 médaillon. On peut voir les détails de ces faits dans le Bulletin de l'Académie de Médecine (tome XXV, n° 19). Ces accidents ne sont pas rares. (*Traité de l'affection calculeuse*, p. 78.)

Cas rares. — J'ai rangé sous ce titre une série de pièces de toute nature, dignes de fixer l'attention par leur configuration, leur composition et surtout leur structure. A la première vue, le développement de ces pierres parait ne pas se ranger sous la loi commune ; mais un examen attentif fait découvrir cette loi persistant sous des variations apparentes.

Dans un grand nombre de calculs de cette série, les aspérités et les mamelons de la surface extérieure paraissent résulter uniquement des poussées de la matière intérieure. Il y a là une sorte de soulèvement qui mérite de fixer l'attention.

Dans les calculs qui ne présentent pas la même configuration, les irrégularités de la surface se produisent d'une manière toute différente. Cette disposition très remarquable se présente avec des caractères particuliers dans quelques-unes des pièces que j'ai pu réunir. On observe à la surface de ces pierres les deux modes de formation que j'ai déjà signalés, avec des modifications qui varient.

Les principales particularités de structure des pierres que je produis comme échantillons des cas rares, dépendent des changements survenus dans la dernière période de développement, ainsi que des dépôts calcaires qui se sont faits à la surface, notamment dans les cas où la pierre a séjourné longtemps dans la vessie.

Débris pierreux provenant de l'opération. — Dans ma collection figurent plusieurs calculs qui ont été soumis dans la vessie à l'action des instruments lithotriteurs ; les uns ne sont qu'écornés ou perforés, les autres sont réduits en éclats assez ténus pour sortir par l'urèthre.

L'action mécanique des instruments lithotriteurs sur les calculs vésicaux est surtout appréciable par la forme des éclats restés dans la vessie ou des fragments et des débris expulsés après chaque séance. Les pièces sont disposées de manière à montrer l'action graduelle des divers instruments. Les résultats diffèrent d'après la nature et le volume de la pierre, et surtout d'après les instruments employés.

Le trilabe agit autrement que le lithoclaste, et la pierre qui est directement morcelée l'est autrement que celle qui ne peut être écrasée sans des procédés auxiliaires. On sait qu'une pierre volumineuse et dure ne peut pas être brisée et réduite en poudre par l'écrasement immédiat; il faut diminuer sa consistance, en diminuant sa force de cohésion. Avant d'agir efficacement par la pression, l'on a recours aux perforations préalables.

Dans tous les cas, l'action du trilabe est très-puissante, même dans les circonstances les moins favorables. Cet instrument agit surtout comme écraseur.

Le produit des perforations est de la poudre d'autant plus fine que la pierre est plus dure. Lorsque la pierre est friable, la poudre est grossière, et il y a beaucoup d'éclats, surtout à la suite de perforations réitérées.

Les instruments courbes agissent par pression ou par percussion, de manière à désagréger les éléments de la pierre. On obtient de la poudre, des éclats ou des débris qui varient d'après la forme et la disposition des branches du lithoclaste et du forceps, d'après la manière dont ces branches s'appliquent sur le calcul, et la résistance de ce dernier.

On remarque à la surface et dans les anfractuosités des calculs qui ont séjourné dans la vessie longtemps après avoir été attaqués par les instruments, des couches de cristaux ou de dépôts terreux abondants, qui masquent en partie l'action des instruments.

On remarquera que les pierres réunies sur l'un des cartons ont été retirées de la vessie par la taille, après avoir été brisées. Je reviendrai sur ce nouveau procédé de morcellement dans le prochain compte rendu de mes opérations (1).

Débris pierreux rendus par les opérés. — J'ai réuni sur trois cartons à peu près toutes les variétés ordinaires de débris pierreux, sous les différents rapports de la configuration, du volume et de la couleur.

J'indiquerai, en terminant, les concrétions de la deuxième classe, qui sont formées des dépôts ordinaires de l'urine et des produits des phlegmasies vésicales qui précèdent le plus souvent la formation de cette espèce de calculs. Les dépôts phosphatiques y prédominent.

Le développement de ces calculs est très-irrégulier. Le plus souvent, les dépôts phosphatiques s'associent à d'autres éléments, dans des proportions variables.

Quelques malades rendent des urines fortement chargées de matières plâtreuses. Si cette matière n'est pas expulsée, elle peut s'accumuler dans l'espace de quelques semaines en quantité suffisante pour former une grosse pierre (2).

(1) Le morcellement de la pierre dans la vessie, après l'opération de la taille, a fourni à l'auteur la matière d'un Mémoire particulier, qu'on retrouvera refondu et amélioré, dans la deuxième partie du *Guide pratique*.

(2) Voir *Traité de l'affection calculeuse*, pages 22-42, 492-548.

CONSIDÉRATIONS GÉNÉRALES

SUR LE DÉVELOPPEMENT, LA STRUCTURE ET LA CONFIGURATION

DES CALCULS URINAIRES

Dépôts sous forme de cristaux ou de paillettes. — Les dépôts rudimentaires peuvent être facilement recueillis sur du papier, par l'évaporation de l'urine.

Ces dépôts se présentent sous forme de cristaux ou de masses diversement colorées (voir le 1er carton).

Les cristaux, incolores le plus souvent, sont quelquefois brillants ; ils se ternissent au contact de l'air. A mesure qu'ils s'agglomèrent pour former le sable, la gravelle ou le calcul, ils prennent une teinte jaune-rougeâtre, tout en conservant un aspect brillant.

On observe à la surface des couches lamellées des masses de cristaux brillants, très-petits, très-serrés, visibles à l'œil nu, lorsqu'on divise les calculs au moyen d'un coin ou qu'on les fait éclater.

Dans quelques pierres volumineuses, les lamelles et les cristaux alternent. Les lamelles isolées se présentent en couches très-minces, jaunâtres ou brunâtres.

On distingue quelquefois des couches épaisses, formées de substances cristallines, comme fibreuses, à grains fins et

2

serrés, distribution analogue à celle des métaux qui ont subi la fusion ignée. Ces caractères sont frappants dans les calculs d'acide urique impur et de phosphate triple.

Dépôts sous forme de poudre. — On observe souvent dans l'urine, après le refroidissement, des dépôts floconneux, que la dessiccation transforme en substances pulvérulentes, rosacées, briquetées, rougeâtres, terreuses, grises, noirâtres. Ces teintes sont attribuées aux principes colorants de l'urine ou aux purpurates d'ammoniaque et de soude.

Ces dépôts, cristallisés ou amorphes, sont quelquefois très-abondants. De là cette prodigieuse quantité de graviers que rendent quelques malades, et ces pierres multiples d'un volume énorme, qui occupent presque toute la capacité de la vessie.

Pour toutes les concrétions simples en général, les principaux modes de développement se réduisent à deux : la gravelle, les calculs et les grosses pierres se développent par lamelles ou par granulations. Dans quelques cas ces modes de développement alternent ou coïncident.

Pour expliquer le développement des concrétions urinaires par couches lamellées, on suppose un petit cristal ou grain primitif, autour duquel vient se déposer la matière solidifiable de l'urine, de manière à former des lames superposées, qu'on a comparées aux tuniques d'un oignon. Si le travail se fait lentement et avec régularité, les couches sont uniformes, et en général très-serrées.

En examinant avec attention les pièces réunies sur les premiers cartons, on peut suivre à vue d'œil le grossissement progressif qui transforme le cristal et la paillette en grains, ceux-ci en sable, gravelle, etc.

Dans la première période de formation, les dépôts divers que rendent les malades présentent des variétés de teintes

que l'œil distingue, et un arrangement moléculaire visible à
la loupe.

Plus tard apparaissent dans l'urine des graviers de plus
en plus gros, à teintes variées, les uns très-régulièrement
arrondis et lisses à leur surface, les autres à formes irrégulières.

Certains malades ne rendent qu'une petite quantité de ces
dépôts. On suppose, dans ce cas, que la sécrétion rénale,
momentanément troublée et par simple accident, pourra
être ramenée à l'état normal par les moyens efficaces dont
l'art dispose, et l'on s'efforce de prévenir la formation de la
pierre. On y réussit souvent.

Il n'en est pas de même des malades qui rendent habituellement de prodigieuses quantités de poudre, de gravelle
et de graviers. Ils finissent ordinairement par avoir la pierre;
et lorsqu'on l'a extraite par la taille ou détruite par la lithotritie, on peut s'attendre à la voir se reproduire dans un
temps plus ou moins éloigné.

Il y a là, au point de vue de la pratique, une distinction
importante, qu'il me suffit ici de signaler.

Faisons une autre-remarque. On peut s'étonner du volume
extraordinaire des graviers rendus naturellement, d'autant
plus qu'avant les applications de la lithotritie, on n'était pas
fixé sur le diamètre et la dilatabilité de l'urèthre. Ici la clinique est venue en aide à la physiologie.

Du reste, il convient de tenir compte de la force d'expulsion de la vessie et de sa puissance de réaction, lorsque ses
parois sont stimulées par la présence d'un corps étranger
ou de toute autre manière.

Ce qui passait autrefois pour un phénomène extraordinaire
et merveilleux est aujourd'hui un fait acquis à la pratique,
grâce aux progrès de la chirurgie des voies urinaires.

Il est à peine besoin de dire que ces faits d'expulsion spontanée des gros graviers ne doivent pas être confondus avec les cas rares.

Reste à déterminer la manière dont les couches s'étalent à la surface du corps qu'elles recouvrent, les caractères de ces couches, tant à l'intérieur que du côté de la concavité, leur épaisseur, leur régularité.

Sur plusieurs des cartons de la collection, notamment ceux des calculs exfoliés, on trouvera des particularités propres à éclaircir ces divers points.

I

DÉVELOPPEMENT

DES CONCRÉTIONS URINAIRES (1)

Noyau des calculs. — Quand on divise les concrétions urinaires avec la scie ou le coin, on aperçoit d'ordinaire vers le centre une petite masse isolée, nettement circonscrite dans plusieurs cas, distincte par sa consistance, sa structure et sa couleur des dépôts qui se sont amassés successivement tout autour, et qui forment l'écorce de la pierre. Cette masse centrale est le noyau. Elle ne reçoit ce nom que lorsqu'elle est parfaitement délimitée ou du moins appréciable comme partie distincte.

La distinction n'est pas toujours facile. C'est ainsi que dans quelques calculs lamellés d'acide urique ou d'oxalate calcaire, l'écorce et le noyau sont homogènes et tellement unis qu'ils semblent ne former qu'un seul corps. Mais, dans la majorité des cas, le noyau est de nature différente, et très-distinct.

Les noyaux sont des grains pierreux qui se forment dans

(1) De la manière dont les concrétions urinaires se développent dans nos organes, dépendent en particulier la dureté de la pierre et en grande partie sa configuration ; deux points qui intéressent vivement le praticien. Il m'a paru utile de compléter ce qu'on lit à ce sujet dans mon *Traité de l'affection calculeuse*, p. 43 et suivantes, et de mettre sous les yeux de l'observateur un certain nombre de pièces propres à le fixer sur les divers modes de développement des calculs.

les reins et qui se développent dans la vessie, d'où ils sont expulsés sous forme de gravelle. En général, les noyaux constituent la partie la plus dure de la pierre, mais il n'est pas vrai qu'on ne puisse les broyer dans la vessie.

D'autre part on trouve souvent, au centre des calculs les plus résistants, des noyaux sans consistance, résultant d'un amas de substance amorphe ou d'un simple dépôt calcaire. C'est ce qu'on observe particulièrement dans les calculs mu-raux.

Quelquefois le noyau est formé par un corps étranger venu du dehors ; il n'est pas rare aussi qu'il le soit par une matière organique. C'est ainsi que l'écorce se dépose autour d'un amas de mucosités ou de caillots sanguins, qui se dé-truisent à la longue par dessiccation ; de sorte que le centre du calcul ne présente plus qu'une cavité. On peut constater cette disposition dans un grand nombre de pièces de cette collection.

Ces cavités, de grandeur variable, contiennent le plus sou-vent une poudre noire, des pellicules, des débris de matière organique. Quelques-unes sont entièrement vides ; d'autres sont tapissées d'une légère croûte. Tous ces noyaux de di-verse nature se forment dans l'appareil urinaire. Il en est d'autres qui de l'extérieur pénètrent tout formés dans cet appareil et donnent lieu à la formation d'un calcul.

C'est par le canal de l'urèthre que les corps étrangers qui deviennent le noyau d'un calcul pénètrent ordinairement dans la vessie. Les exemples sont nombreux de corps étran-gers introduits de force dans la vessie; ils prouvent jusqu'à quels excès peut se porter l'extravagance humaine.

On trouvera dans un long article du *Traité de l'affection calculeuse* (1) les principaux faits de ce genre, recueillis

---

(1) Pages 67-113.

avant 1838. J'ai observé depuis un très-grand nombre de faits analogues, sur lesquels j'aurai l'occasion de revenir.

Qu'il me suffise de remarquer ici que la composition, la forme, la situation de ces noyaux artificiels exercent une grande influence sur la formation, la structure et la configuration de la pierre.

Écorce des calculs. — L'écorce est la partie de la pierre qui enveloppe le noyau. Les circonstances les plus diverses peuvent concourir à sa formation. Ce sujet, d'une haute importance pour la pratique, a été traité dans l'ouvrage cité (p. 46-66). J'aurai l'occasion de le reprendre en détail en exposant les principales pièces de la collection ; et je ferai connaître les modifications les plus essentielles que peuvent subir la structure, le développement et la configuration de cette partie de la pierre. Je me borne à quelques indications.

Dans les calculs lamellés, — ce sont ceux dont le développement s'effectue avec le plus de régularité, — on voit se déposer successivement autour du noyau, des lamelles serrées, qui forment les premières couches de l'écorce, en allant du centre à la circonférence. Quelquefois le calcul continue à se développer suivant ce mode régulier ; mais en général, à mesure qu'il grossit, sa structure se modifie suivant les éléments constituants. Le plus souvent les granules se superposent aux lamelles, et l'on a des couches alternantes. L'ordre et la régularité de ces couches alternantes varient beaucoup.

Forme naturelle des concrétions urinaires. — Dans les premiers temps de leur évolution et à l'état rudimentaire, les concrétions urinaires, et particulièrement celles qui ont pour base l'acide urique et ses composés, se présentent sous la forme de granules arrondis. Telle est la configuration ordinaire de la gravelle lamellée, aussi longtemps que l'acide urique reste à l'état de pureté. Mais, à mesure qu'ils grossissent, les graviers lamellés d'acide urique prennent d'abord une forme allongée, aplatie.

La forme des graviers granulés et mixtes n'est pas aussi régulière. Ces graviers sont plus allongés, plus anguleux. On remarquera que les graviers qui présentent cette structure se transforment plus tôt que les autres.

Les graviers bruns et noirs, qui se composent surtout d'oxalate calcaire, sont très-irréguliers. Les graviers s'allongent encore davantage lorsque l'oxalate calcaire se combine avec l'acide urique.

Les plus grandes variétés de forme se rencontrent dans les graviers gris, blancs, terreux; on en trouvera un choix dans la collection. Les plus grandes irrégularités de forme dépendent des variétés de structure et de composition du noyau des calculs. A l'exception de quelques cas, plus le calcul vésical grossit, plus il s'éloigne de sa forme première.

Formes extraordinaires. — Quant aux formes extraordinaires, il en a été question dans l'Introduction. — On remarquera que ces formes singulières se rattachent souvent à des circonstances qui méritent d'être soigneusement étudiées avec d'autant plus de raison qu'elles concourent aussi à modifier la structure de la pierre. Je les ai partagées en plusieurs catégories.

II

CONFIGURATION DES CALCULS

De tous les caractères physiques des calculs, la configuration est celui qui, au point de vue pratique, a le plus d'importance. Cette importance est encore plus manifeste depuis les applications de la lithotritie. Aussi me semble-t-il utile d'ajouter de nouveaux développements aux considérations que j'ai exposées dans mon *Traité de l'affection calculeuse* (1).

Cette étude est d'autant plus nécessaire, qu'au moment d'opérer, le chirurgien ne peut pas déterminer la forme du calcul; il n'en soupçonne les irrégularités que par les difficultés qu'il éprouve à fixer la pierre dans l'instrument.

Indépendamment de l'influence des organes dans lesquels elle se développe, et des caractères physiques et chimiques qui la distinguent, la pierre peut subir des changements de forme qu'il importe de connaître, d'autant plus que la cause de ces changements une fois connue, on comprend mieux tout ce qui concerne la structure et le développement des concrétions urinaires.

On remarquera d'abord que la surface externe des calculs urinaires présente des caractères qui varient suivant la

(1) Pag. 167-180.

composition et le mode de développement de la concrétion, et la durée de son séjour dans la vessie.

Les pierres peuvent s'accroître indéfiniment dans la vessie, aussi longtemps que persistent les conditions de formation et d'accroissement.

L'extraction de la pierre en arrête le développement. Mais la pierre que vous examinez après l'extraction ne constitue pas un type absolu. Il faut tenir compte des conditions que l'extraction a détruites, et songer aux modifications qui auraient pu survenir, si la pierre avait séjourné plus longtemps dans la vessie. Quand on regarde, par exemple, cette énorme pierre à structure mixte qui figure parmi les cas rares, on voit qu'elle a rempli toute la capacité de la vessie, et l'on voit tous les degrés de développement. A l'état de gravier, elle était représentée par la petite partie centrale qui tient lieu de noyau. Le malade aurait pu la rendre dans cet état. Au bout de quelques années, cette concrétion, extraite par la taille aurait présenté une masse ovoïde de matière granuleuse. Plus tard, on aurait eu une pierre à surface lisse, de structure mixte dans son milieu, entourée d'une écorce de lamelles compactes. Cette pierre est comme enchâssée dans une enveloppe beaucoup plus épaisse, coupée par des lignes irradiantes, par conséquent fragile. Enfin, cette quadruple concrétion est enfermée dans une épaisse coque de matière blanche, sur laquelle semble s'être moulée la vessie. On voit ici les périodes successives d'accroissement : le gravier est devenu calcul, et le calcul s'est accru au point de former cette énorme pierre, qui est devenue monstrueuse par son enveloppe.

Croûte de la pierre. — *Première période*. — On remarquera la couche de matière grise ou blanche qui recouvre les pierres ou les fragments de pierre contenus dans la vessie.

Cette croûte, dont l'épaisseur est proportionnée en général à la durée et à l'intensité de la phlegmasie vésicale qui l'a produite et au temps que 'la pierre a séjourné dans la vessie, présente de nombreuses variétés.

Dans beaucoup de cas, cette couche est si mince, qu'on distingue la configuration et quelquefois la couleur des parties qu'elle recouvre immédiatement. Dans ces conditions, elle influe très-peu sur la configuration de la pierre. On peut la considérer à la rigueur comme n'en faisant pas proprement partie ; c'est un élément accidentel qui se surajoute à la masse.

Les pierres qui ne sont pas revêtues de cette couche grise n'ont pas déterminé un catarrhe vésical ; mais elles sont en petit nombre.

Le développement des dernières couches de la pierre ne se fait pas alors autrement que celui des couches sous-jacentes. Si la pierre séjourne longtemps dans la vessie, sans altération des organes, la croûte externe s'épaissit de plus en plus, et souvent d'une manière régulière, par l'addition de nouvelles couches.

Survient-il un changement dans la composition de l'urine, de nouvelles couches s'ajoutent à la pierre, d'une nature analogue à celle de l'urine. De là ces pierres à couches alternantes dont la coupe présente l'aspect de la tranche d'un livre relié à la manière des Codes réunis, qui sont distingués par des couleurs différentes.

La couleur, l'épaisseur et la densité de ces couches alternantes varient nécessairement, ainsi que leur mode d'union ou de juxtaposition ; car les unes sont serrées et à peu près inséparables de celles qui les supportent, à tel point qu'on ne distingue pas de lignes de démarcation entre le noyau et l'écorce, ni entre les parties constituantes de celle-ci ; tandis que les autres sont comme isolées, ou du moins très-distinctes. On observe souvent des interstices, des vides, des cavités remplies de dépôts terreux ou de cristallisations. Les pièces à structure mixte présentent à la coupe mille variétés.

La connaissance du mode de superposition des couches est d'une véritable utilité pratique, surtout pour les parties qui avoisinent la circonférence. Il faudrait effeuiller en quelque sorte le calcul pour se rendre un compte exact de la manière dont les couches sont superposées.

En réunissant sur un carton des calculs exfoliés et des calculs à fentes et à vides, j'ai voulu faciliter cette étude analytique de la formation des calculs. Les deux faces de chaque couche sont manifestes, et l'on voit comment se fait la superposition de la circonférence au centre. On voit aussi comment ces couches se détachent. Pour compléter la démonstration, j'ai eu recours à une sorte d'exfoliation artificielle.

De la couche extérieure des calculs. — Pour compléter ce qui a été dit de la configuration des calculs, il est indispensable d'ajouter quelques considérations sur la croûte ou écorce extérieure.

Il faut diviser les concrétions urinaires pour connaître leur structure intérieure et déterminer leur rang dans la série. Mais ce procédé ne permet pas de voir complétement la disposition des couches successives; il faudrait pouvoir les enlever une à une en procédant de la périphérie au centre. Mais cela n'étant pas possible, il est de toute nécessité d'étudier la formation successive des concrétions, en passant graduellement des plus petites aux plus grosses, sans perdre de vue que ces corps, quel que soit leur volume, peuvent acquérir un développement indéfini, aussi longtemps qu'ils continuent de grossir.

De là l'importance de la couche extérieure, à l'étude de laquelle se rattachent des considérations d'un haut intérêt pratique.

Dans un très-grand nombre de cas, comme on le voit en parcourant des yeux les pièces de la collection, la couche externe diffère des autres parties de la pierre par sa composition et par sa structure.

Etablissons quelques distinctions indispensables pour en apprécier les caractères particuliers.

1° On observe généralement à la surface des pierres entières ou fragmentées qui sont restées longtemps dans la vessie, une couche plus ou moins épaisse de matière grise ou blanche, d'un aspect pulvérulent. C'est du phosphate calcaire, quelques-uns disent du nitrate de soude, produit d'une phlegmasie de la vessie, occasionnée ou entretenue par la pierre elle-même, agissant sur l'organe comme un corps étranger, indépendamment de sa composition et de sa structure. Quand la phlegmasie vésicale est survenue peu de temps avant l'extraction de la pierre, la couche est mince; la surface de la concrétion ne présente souvent même qu'une légère teinte grise.

On conçoit que, à l'exception d'un petit nombre de cas, cette couche accidentelle n'influe en rien sur le volume et la configuration de la pierre. On peut la considérer à la rigueur comme n'appartenant pas proprement au calcul. C'est en effet un élément adventice qui se surajoute aux éléments constituants.

Cette couche accidentelle, qui se dépose sous l'influence d'un état particulier de la vessie, excitée et irritée par la présence du calcul, s'observe également sur la gravelle, les calculs entiers et les fragments de calcul.

Les pierres qui sont dépourvues de cette couche grise au

moment de l'extraction n'ont pas déterminé un catarrhe vésical.

Au contraire, si la phlegmasie se prolonge, la couche phosphatique, grise ou blanche, peut acquérir beaucoup d'épaisseur. C'est ce qu'on a souvent lieu d'observer sur les grosses pierres.

2° Le dépôt qui se fait n'est pas toujours en raison de l'intensité et de la durée de la phlegmasie qui le produit; il y a d'autres conditions qui nous échappent pour la plupart. On ne sait pas davantage pourquoi ce dépôt ne présente pas une égale épaisseur sur tous les points de la surface des concrétions urinaires. Cette observation s'applique spécialement aux pierres qui s'écartent le plus de la forme arrondie. Cependant on remarque cette différence d'épaisseur de la couche grise dans la plus grosse pierre de la collection, quoique la forme en soit régulière.

3° Les circonstances sous l'influence desquelles se produit le phosphate calcaire peuvent cesser, et alors les dépôts gris ou blanc cessent aussi. Des dépôts différents peuvent se produire : de là les couches alternantes, si variables, quant à l'épaisseur, à la densité, à la couleur, à la manière dont elles sont unies les unes aux autres, quand elles sont unies; car il n'est pas rare d'observer des vides ou des dépôts granuleux qui les séparent. On n'est pas d'accord sur l'ordre de succession des divers dépôts qui forment les couches alternantes.

4° Il ne faut pas confondre avec cette couche superficielle de phosphate calcaire, qui recouvre un grand nombre de calculs, d'autres dépôts d'une composition et d'une structure différentes qui s'ajoutent de même à la surface de la pierre. Ce sont presque toujours des granules ou des matières cristallisées qui se présentent sous deux formes particulières, et qui changent l'une et l'autre la configuration de la pierre.

Tantôt les cristaux sont isolés, tantôt ils forment des agglomérations considérables , et même des masses très-épaisses, très-compactes, qui s'ajoutent aux extrémités des grosses pierres. Les calculs granulés en offrent des exemples remarquables.

Toutes ces variétés de dépôts qui modifient diversement la surface et la croûte des grosses pierres, à une époque avancée de la maladie, sont la conséquence habituelle des changements survenus dans la composition de l'urine, par suite des états morbides de l'appareil urinaire, changements qui déterminent la nature des dépôts, ainsi que l'a constaté l'analyse chimique.

C'est à l'ensemble de ces influences qu'il faut attribuer les caractères qui distinguent la forme, la composition et la structure de la croûte dans les gros calculs.

Quelques mots sur la coloration des calculs.

On remarquera que c'est la teinte jaune qui prédomine. Elle est d'autant plus nette , que l'acide urique s'éloigne moins de l'état de pureté, et que la structure du calcul est plus régulière. La régularité de structure est généralement en rapport avec l'homogénéité de composition.

La nature de la pierre exerce aussi une influence notable sur sa coloration. La couleur rougeâtre des calculs de cystine ne ressemble à aucune autre.

Les concrétions d'acide urique pur diffèrent par la teinte des grains primitifs de la même matière.

La teinte des concrétions d'acide urique, à quelques exceptions près, s'affaiblit et s'altère à mesure que le calcul augmente de volume.

Ce sont les éclats les plus volumineux qui représentent le mieux la véritable teinte de la pierre. A mesure qu'on réduit les fragments, les teintes varient.

La forme des débris pierreux ne varie pas moins. Ces variétés de forme tiennent à des causes diverses.

Quand la pierre est à la fois dure et cassante, le morcellement ou le broiement produit beaucoup moins de poudre que d'éclats, et ces éclats présentent une cassure régulière, à angles tranchants.

Les calculs lamellés, à structure très-serrée, non cassants, attaqués par le trilabe, produisent au contraire plus de poudre fine que d'éclats. La poudre est plus grossière quand on se sert du lithoclaste.

Les calculs granulés, à structure poreuse, donnent plus de poudre que d'éclats, quelle que soit d'ailleurs la composition de la concrétion urinaire.

La forme des débris varie aussi suivant les instruments dont on se sert pour opérer. Avec le trilabe, on obtient principalement de la poudre fine; avec le lithoclaste à mors plats et larges, agissant par pression, la poudre est grossière et les débris sont réguliers.

Quand on se sert du forceps fenêtré, et qu'on emploie la percussion, les éclats sont aplatis, irréguliers, à bords tranchants.

CATALOGUE

CARTON N° 1

CONCRÉTIONS HOMOGÈNES. — PREMIÈRE SÉRIE

Les échantillons rassemblés sur le premier carton présentent les premiers degrés de développement des concrétions urinaires dans les cas les plus simples, qui sont aussi les plus ordinaires.

On passe successivement du sable très-fin aux granules, ensuite aux grains, et enfin aux graviers. On voit comment l'élément primordial se transforme par des grossissements gradués.

Dans ce mode de formation, la matière solidifiable de l'urine se dépose autour du cristal ou du petit grain primitif, de manière à former une enveloppe de lames superposées.

Il serait superflu de décrire séparément chacun de ces échantillons. Les variétés de structure des premiers produits ne sont visibles qu'à la loupe. Quant aux teintes de ces concrétions élémentaires, elles varient beaucoup. Ces variations sont loin d'être en rapport avec la composition et la structure des calculs.

Les grains lamellés se distinguent des petites concrétions granulées par leur forme arrondie et le poli de leur surface.

Les graviers qui séjournent longtemps dans la vessie reçoivent sans cesse des couches nouvelles qui forment l'écorce d'une concrétion plus volumineuse. Le gravier représente alors le noyau. Du reste, la distinction entre les deux parties est purement théorique, l'écorce, dans le cas de formation homogène et régulière, résultant de l'accroissement de la masse centrale.

Les graviers lamellés ne conservent pas en grossissant la forme arrondie et le poli de leur surface, surtout lorsque leur développement est irrégulier.

Quand on divise ces graviers, il n'est pas rare de trouver des grains qui, par leur composition, diffèrent de la masse. C'est un indice que le développement de la concrétion a été troublé.

On remarquera que les changements de forme sont en raison du volume. Les plus gros de ces graviers sont aplatis, comme les calculs. Quelques-uns présentent même des facettes, sans que leur structure intime diffère de celle des plus petits, qui sont réguliers et arrondis.

Dans les plus gros de ces graviers, la coloration n'est ni aussi tranchée ni aussi variée que dans les grains fins et les graviers d'un petit volume. A mesure qu'ils grossissent, ils se décolorent : quelques-uns paraissent gris, mais ils ne le sont qu'à la surface. La couleur des parties sous-jacentes est différente.

Cette décoloration de la couche extérieure est remarquable dans plusieurs de ces concrétions, qui se distinguent par leur forme arrondie, leur surface lisse et unie et la régularité de leur coupe.

Quelques-uns de ces graviers sont si volumineux, que leur sortie par le canal de l'urèthre a été regardée comme impossible. Et néanmoins, leur expulsion a été spontanée et quelquefois facile.

Les malades dont la vessie est inerte retiennent quelquefois des quantités considérables de graviers. On en a trouvé des centaines, après la mort, dans la vessie de quelques vieillards.

On a vu aussi des vieillards, qu'on ne croyait pas atteints de la gravelle, expulser un grand nombre de ces graviers, sous l'influence d'une excitation accidentelle, et rester parfaitement guéris.

CARTON N° 2

Tous ces calculs ont un noyau distinct ; leur structure est simple, leur développement régulier ; les couches qui forment l'écorce sont régulièrement superposées.

La loi de l'affinité préside à l'agglomération des éléments constituants. La quantité de matière unissante est petite. Le grain devient calcul sans changement de structure et par la simple addition des couches qui se groupent autour du noyau.

Ce ne sont pas seulement les calculs d'acide urique qui se développent par lamelles ; mais encore la plupart des concrétions qui se forment dans la vessie, dans les reins, dans les uretères et l'urèthre.

La structure lamellée de ces calculs d'acide urique homogène présente une particularité qui a été peu remarquée : les couches extérieures de l'écorce sont fragiles, même dans la vessie, et les calculs se brisent au moindre choc.

Première série. — N° 1. — Ce calcul est le type du genre. Forme ovoïde ; surface lisse et polie, avec deux ou trois petites éminences. En examinant la coupe, on aperçoit une série uniforme de couches très-régulièrement disposées, du noyau vers la circonférence.

N°s 2 et 3. — Calculs aplatis; structure serrée, très-compacte. On remarquera que le plus petit, qui est très-allongé, s'est développé autour d'un noyau presque rond. Il est recouvert d'une couche grise très-adhérente et d'une croûte blanche très-friable. — Le noyau de l'autre calcul est oblong. Cette pierre, écornée d'abord par le lithoclaste, a été extraite par la taille. Surface légèrement mamelonnée, croûte grise, provenant, comme la croûte blanche de l'autre calcul, d'une phlegmasie vésicale.

N°s 4 et 5. — Même structure, même mode de développement. En divisant ces calculs, j'en ai fait éclater plusieurs, avant que la scie fût parvenue au centre. Le noyau et les premières couches de l'écorce sont restés en place; on voit distinctement la structure de l'écorce. Les couches lamellées sont très-serrées, très-compactes. On saisit ici le premier degré d'une variété de la structure lamellée des calculs d'acide urique, dont l'importance est grande dans la pratique. La plupart de ces pierres présentent à la coupe, notamment sur les couches les plus épaisses et les plus rapprochées de la circonférence, une multitude de lignes irradiantes, coupant à angle droit les lignes convergentes. Cette disposition explique la fragilité de ces masses si compactes. Les deux calculs et le gravier inscrits sous le n° 6 appartenaient au même malade. Je les ai extraits par la taille. On remarquera l'inégalité du volume des calculs et les facettes du gravier.

N° 7. — Deux pierres énormes qui remplissaient la vessie, retirées après la mort. La concavité de la plus grosse moitié recevait la convexité de la seconde pierre. On voit, à la coupe, la différence de couleur des deux parties, centrale et extérieure, nettement séparées du reste par une ligne de démarcation. Les lamelles de la masse centrale sont moins régulières et moins compactes que celles de la couche extérieure. La coupe de celle-ci présente les lignes irradiantes dont j'ai parlé.

N° 8. — Grosse pierre extraite après la mort. Composition homogène ; couleur uniforme. Structure lamellée très-régulière. Quelques vides du côté de l'écorce. Les lames des couches extérieures moins serrées. Noyau presque rond. Surface rugueuse. L'observateur remarquera la disposition des couches formant l'écorce.

Dans la partie divisée au moyen de la scie, les couches superposées s'emboîtent régulièrement. Il n'y a aucun indice d'interruption ou de cassure. Dans la partie divisée par le coin, au contraire, on voit distinctement des lignes, des stries divergentes qui coupent les couches à angle droit, et rendent cette espèce de calculs tellement fragiles, qu'ils se désagrégent spontanément dans la vessie. J'ai réuni sur le carton suivant quelques échantillons de ces pierres cassantes.

Les pièces de ce carton représentent des pierres lamellées d'acide urique, homogènes, dont le morcellement s'est opéré dans la vessie ou après l'extraction. La structure lamellée de ces concrétions fragiles est d'une régularité parfaite. Mais cette structure présente en nombre considérable ces lignes divergentes ou irradiantes qui rendent raison de leur extrème fragilité. C'est ici le lieu d'entrer dans quelques considérations pratiques à l'occasion de ces pierres cassantes.

Exposons d'abord les nouveaux faits.

CARTON N° 3

1° Graviers morcelés spontanément. — N°ˢ 1 à
10. — Graviers dont la fracture s'est opérée spontanément
dans la vessie. Les fragments ont été expulsés avec les urines. Chaque tas ne représente pas la quantité qui a été ren-
due; de nombreux fragments manquent. — La plupart de
ces éclats ont été rendus vraisemblablement peu de temps
après la fracture des calculs. Dans un cas seulement (n° 4)
les fragments ont dû séjourner dans la vessie; ils sont recouverts d'une couche grise. Ces éclats, ainsi que ceux du n° 5,
proviennent d'une femme (le 28 octobre 1862). L'expulsion
dura plusieurs jours, sans que rien l'eût annoncée. La couche
grise indique un long séjour dans la vessie, après la fragmentation.

Le n° 4 *bis* représente les éclats d'une pierre dure, cassante, morcelée dans la vessie. Ces éclats ont été pris pour
des graviers, comme les précédents; ils sont revêtus aussi
d'une couche grise; preuve qu'ils sont restés longtemps dans
la vessie. Ces fragments m'ont été remis le 18 avril 1866
par un malade de Rouen, qui portait une grosse pierre dans
la vessie.

N° 6. — Fragments rendus par un calculeux et débris expulsés à la suite d'une opération subséquente de lithotritie.

— Ces éclats volumineux et irréguliers ne représentent qu'une petite partie des fragments expulsés par le malade pendant plusieurs années. Il s'est formé dans la suite des pierres volumineuses qui ont été détruites par les procédés de la lithotritie.

N° 9. — Ces pièces présentent des particularités bien dignes d'attention.

Ces débris m'ont été remis le 12 août 1865. Le malade m'a assuré qu'ils formaient à peine le tiers de ce qu'il avait rendu depuis six mois. Taillé une première fois, il y a quatre ans, il le fut de nouveau quatre mois après pour une pierre restée dans la vessie. Sa santé se maintint pendant trois ans. Aujourd'hui, il offre tous les signes rationnels de la pierre, et une nouvelle opération. est nécessaire. — Les fragments sont d'une régularité remarquable. On peut les comparer avec ceux des calculs de même nature qui viennent à la suite des graviers.

2° Calculs morcelés spontanément. — N° 10. — Cinq éclats d'un calcul. Le noyau adhère au fragment le plus gros. L'écorce, d'une structure très-régulière, forme deux couches, dont l'extérieure est d'une teinte plus claire.

N° 11. — Noyau d'oxalate calcaire recouvert d'une couche jaune d'acide urique, adhérent par un côté à l'écorce dont la structure présente des couches striées, très-serrées.

N° 12. — Cinq fragments et un noyau provenant de deux pierres trouvées dans la vessie et spontanément fragmentées quelques jours après.

N° 13. — Quatre éclats d'une pierre fragmentée par l'action de la scie. Teinte très-foncée. Le noyau est desséché.

N° 14. — Quatre éclats d'une petite pierre fracturée par l'action de la scie, et dont on aperçoit le noyau engagé à moitié dans le fragment le plus considérable.

N° 15. — Fragments d'une grosse pierre morcelée par la percussion, après avoir été extraite. Noyau circulaire, large, plat, à moitié recouvert par des couches très-compactes. Deux séries de couches très-distinctes. Des stries divergentes rompent la continuité des couches circulaires.

N° 16. — Fragments d'une pierre à gros noyau. Les surfaces de ces éclats sont recouvertes d'une matière jaunâtre, indice d'un séjour prolongé dans la vessie.

N° 17. — Les deux moitiés d'un calcul extrait par la taille et morcelé sous l'action de la scie. Noyau rond, très-petit, détaché. Au centre on aperçoit nettement la cavité qu'il occupait.

N° 18. — Six éclats provenant de deux pierres. La plus grosse est d'un jaune terne. Autour du noyau absent, on voit une capsule formée de plusieurs couches irrégulières d'une matière noirâtre, très-dure. Des lignes striées coupent les couches concentriques. La surface extérieure est recouverte d'une fine couche de matière blanche. — Le second calcul, plus petit, est plus irrégulier : on aperçoit au centre la place qu'occupait le noyau circulaire et aplati.

N° 19. — Cinq fragments d'un calcul fragmenté sous la pression de la tenette. Le noyau, d'une teinte rougeâtre, comme les parties environnantes, est adhérent au plus petit de ces fragments. On aperçoit très-bien sur un autre une série de couches concentriques très-distinctes de la croûte; celle-ci est coupée de lignes striées. En examinant chacun de ces fragments, on se rend aisément compte de la fragilité du calcul.

Toutes ces concrétions fragiles, graviers et calculs, présentent les mêmes dispositions à l'extérieur et à l'intérieur : surface généralement lisse, forme arrondie. Sur un petit nombre seulement on voit une légère couche de matière

grise. Le noyau ne manque jamais. L'écorce est composée
de lamelles uniformes, circulaires, coupées par des lignes irradiantes. C'est dans les concrétions de cette espèce que se
trouvent l'acide urique le plus pur et la structure lamellée
la plus parfaite.

On comprend maintenant pourquoi ces calculs sont si fragiles. Au moindre choc ils se désagrégent. Quelquefois ils se
brisent dans la vessie, et les malades rendent les fragments
comme à la suite d'une séance de lithotritie. Les graviers se
fracturent aussi bien que les calculs.

Ce sont surtout ces concrétions spontanément morcelées
dans la vessie qui ont si fort contribué à la vogue des li-
thontriptiques et des eaux minérales qui passent pour avoir
la propriété de dissoudre la pierre.

Quelques malades prenant, avec quelques médecins, les
éclats rendus pour des graviers ordinaires, croient qu'il s'a-
git seulement de la gravelle, et laissent grossir la pierre. Le
malade qui m'a remis les débris n° 4 bis portait dans la vessie
une grosse pierre qu'on n'avait pas reconnue avec la sonde ,
et depuis plusieurs années il était soumis à un traitement
inutile.

Les calculs fragiles peuvent être morcelés dans la vessie
par les procédés de l'art plus facilement que les autres.
Leur nature cassante peut être reconnue dans les explorations préliminaires. Leur contact avec l'instrument produit
un bruit sec, éclatant, qui se répète au moment où le morcellement se fait. Les éclats rendus sont à arêtes saillantes,
et les débris ne se tassent pas dans le lithoclaste.

Ces nouveaux faits, dont l'importance pratique est manifeste, sont postérieurs à d'autres faits semblables, qui avaient
frappé les chirurgiens, mais qu'on avait perdus de vue: Je

dois rappeler ici en peu de mots les anciens cas de calculs cassants.

Cas anciens de fracture spontanée des calculs.— *Réflexions.* — La fracture spontanée des calculs dans la vessie, ou après l'extraction, est un fait connu depuis longtemps. Olaüs Borrichius l'observait en 1671, chez un enfant de six ans : « Il rendait, dit cet auteur, des morceaux d'une pierre qui s'était brisée dans la vessie. »

Tulpius, Detharding, Geoffroy, Whytt ont eu l'occasion d'observer des faits analogues. Le malade dont le cas est rapporté par Whytt avait éprouvé, à la suite d'un effort, la sensation d'une pierre qui se cassait dans la vessie, et bientôt après il expulsait avec les urines des fragments de pierre.

Dans ces derniers temps, MM. Cross, Rousseau et d'autres chirurgiens ont recueilli des faits semblables (1).

Il faut se garder de confondre ces cas avec d'autres dans lesquels les graviers, les calculs et surtout les pierres volumineuses s'exfolient, ainsi qu'on peut le voir en examinant plusieurs pièces de la collection. Dans ce cas, les malades rendent des plaques grises et terreuses, très-différentes, par la forme et par l'épaisseur, des éclats qui proviennent des pierres fragmentées.

On ne les confondra pas non plus avec certains éclats provenant de calculs granulés d'acide urique ou de toute autre

---

(1) Le cas cité par M. Cross est très-remarquable. Cet habile chirurgien trouva dans la vessie d'un septuagénaire 22 pierres qui pesaient ensemble 3 onces 1/2. L'une de ces pierres pesant sept gros se cassa d'elle-même peu de temps après l'extraction. Les 21 autres purent être rajustées de manière à donner la certitude qu'elles avaient appartenu à trois calculs semblables au premier, mais réduits, l'un en 4, l'autre en 8, le troisième en 9 morceaux. L'acuité des angles de ces derniers accusait une fragmentation récente. Les autres, plus anciens, étaient recouverts d'une légère couche phosphatique. Le volume de chacun des calculs primitifs était celui d'un œuf de pigeon. La matière consistait en acide urique, mêlé avec un peu d'oxalate calcaire. Le fait de Tulpius est aussi très-remarquable.

substance, mais tellement friables, aussi longtemps qu'ils restent dans la vessie, que le moindre choc suffit pour les morceler.

Les éclats provenant de la fragilité des calculs lamellés d'acide urique sont durs, à cassure abrupte, à angles aigus, à arêtes saillantes. Ce qui frappe dans les fragments que j'ai recueillis, c'est l'identité de forme, qu'il s'agisse de graviers, de calculs ou de grosses pierres. Ces fragments ne diffèrent que par le volume. Du reste, quelle que soit la teinte du calcul, la cassure offre toujours la même régularité, les mêmes dispositions : ce sont toujours des fragments de couches concentriques coupées par des lignes irradiantes, allant du noyau vers la croûte extérieure, sans dépasser le point où s'arrête la structure lamellée. Les autres modes de structure lamellée ne se prêtent point à cette division spontanée, quel que soit le volume des concrétions urinaires. Dans tous ces cas, je le répète encore, l'acide urique se trouve toujours à l'état de pureté. Les masses cristallines sont agglomérées et maintenues en contact, sans apparence de matière animale. Des lignes irradiantes divisent les couches circulaires, du centre à la périphérie : c'est précisément de cette disposition que résulte la fragilité de la pierre.

On remarquera que ces calculs conservent, plus que tous les autres, la forme plus ou moins arrondie des graviers lamellés.

Il faut noter aussi l'uniformité de la couche extérieure formant la croûte des calculs fragiles. La surface en est le plus souvent lisse et polie, elle présente rarement la couche grise phosphatique qu'on observe sur les pierres qui ont séjourné longtemps dans la vessie.

La croûte plus ou moins épaisse qui enveloppe les calculs moyens de cette classe est moins apparente dans les graviers et les grosses pierres.

On désirerait un plus grand nombre d'observations sur le morcellement spontané des calculs dans la vessie. C'est aux praticiens spécialistes qu'il appartient d'ajouter des faits nouveaux aux faits connus.

La structure particulière de ces concrétions nous aide à expliquer leur extrême fragilité. Quand la structure change, le calcul cesse d'être cassant dans les parties où il n'y a point de lignes irradiantes. C'est ce qu'il est facile de constater en examinant plusieurs des pièces de cette collection, surtout parmi les gros calculs.

Les calculs d'acide urique sont les seuls qui soient fragiles.

On voit des calculs de toute nature qui ne se morcellent point, et qui présentent à la coupe des lignes irradiantes. Tels sont les calculs de cystine.

D'après quelques observations, le morcellement spontané des pierres dans la vessie pourrait être considéré comme un résultat des contractions vésicales.

Quelques calculeux prétendent avoir saisi le mouvement et même la rupture de la pierre pendant que la vessie se contractait. Il n'est pas rare, néanmoins, de trouver des pierres morcelées dans une vessie peu contractile.

Quant à l'influence du temps déjà indiquée et des effets de la dessiccation, il y aurait beaucoup à dire, si on prenait ces explications d'une manière absolue, puisque le morcellement spontané des pierres vésicales s'effectue dans la vessie aussi bien que hors de la vessie. On peut accorder toutefois que ces deux causes contribuent à rendre les concrétions urinaires plus fragiles.

CARTON N° 4

Gravelle à structure granulée. Teintes et formes variées. — Les pièces réunies sur ce carton ont été choisies parmi celles dont la structure granulée est la plus manifeste. Elles ont des caractères si tranchés, qu'il suffit de les mettre simplement sous les yeux de l'observateur.

Au lieu d'une description détaillée, nous ne ferons que des remarques générales sur le premier groupe de cette série.

Les pièces disposées sur le premier rang présentent les divers degrés de développement des concrétions granulées : poudre fine, granules, grains, dont quelques-uns sont très-réguliers.

Les grains, au lieu de se développer isolément, s'agglomèrent pour former les graviers; ils sont intimement unis dans quelques graviers volumineux. On peut suivre sur les pièces le travail d'agglomération par lequel se développent les concrétions de cette espèce.

Ce carton présente les principales variétés de gravelle à structure granulée, de composition homogène, développée par un travail d'agglomération régulier.

Dans quelques-uns des tas groupés sur ce carton, les grains rapprochés se touchent à peine, ils sont distincts. On voit entre eux des vides qui se changent en cavités lorsqu'une nouvelle couche les recouvre. Cette disposition est très-visible sur la coupe des grosses pierres ; on en trouvera plus loin des exemples très-remarquables ; elle s'explique aisément par le mode de développement des graviers.

Dans certains cas, qui marquent une sorte de transition, les grains des graviers granulés sont recouverts d'une couche lamellée tellement mince, qu'on aperçoit les granules au travers. Dans d'autres cas, cette couche lamellée est assez épaisse pour donner lieu de penser qu'on a sous les yeux un gravier à structure lamellée, tandis que la structure est mixte.

Toutes les dispositions que nous avons notées se retrouvent dans les pièces qui suivent, avec des variétés de forme et de structure qui dépendent de quelques particularités individuelles ou de certaines combinaisons des éléments constituants.

C'est ici qu'on peut vérifier l'assertion émise dans les généralités, à savoir que les graviers changent de structure en grossissant. On le voit clairement, pour peu qu'on examine avec soin et de près ces gros graviers longs et ces petits calculs qui ont été divisés au moyen de la scie.

La plupart de ces graviers ont une structure composée, c'est-à-dire, qu'aux éléments propres de l'urine s'associent, ans des proportions variables, les produits de l'inflammation de la membrane muqueuse de l'appareil urinaire.

Mais il ne faut pas s'abuser, encore une fois, sur l'apparence de quelques-uns de ces graviers. A première vue, on les croirait à structure lamellée ; mais avec une loupe on distingue des granules extrèmement fins et tellement serrés les uns contre les autres, que leur surface paraît lisse et unie.

La même remarque s'applique aux graviers à facettes qui

sont recouverts d'une couche grise; sous cette légère enveloppe on retrouve les granulations. Ces échantillons montrent en quelque sorte comment s'opère la transition des graviers aux calculs. Les graviers proprement dits sont homogènes, granulés ou lamellés.

CARTON N° 5

CALCULS COMPOSÉS, AVEC PRÉDOMINANCE DE LA STRUCTURE
GRANULÉE A L'INTÉRIEUR. N°s 1 A 8

Cette série de calculs est très-importante. On remarquera sur les principaux échantillons que je présente ici l'absence d'un noyau distinct. La partie centrale est constituée par un grain à peine perceptible, ou par des agglomérations plus ou moins considérables de substances terreuses ou amorphes, ou encore par des masses de cristaux. Celles-ci sont circonscrites, ou bien elles forment la partie la plus considérable de la masse.

On voit, au premier coup d'œil, que la structure de ces grosses pierres est tout à la fois lamellée et granulée. Elle diffère toutefois de la structure plus confuse d'autres concrétions également mixtes, dont on peut voir des échantillons dans d'autres séries de la collection.

En examinant la coupe de ces pierres, on est frappé tout d'abord des masses granulées qui en occupent le centre, disposées les unes sans ordre, les autres avec une sorte de symétrie. Quelquefois les lamelles isolées se confondent avec les enveloppes formées de couches lamellées extrêmement compactes. Ce caractère, commun à beaucoup de grosses

pierres, ne doit pas faire perdre de vue les particularités curieuses que présente chacune d'elles.

N° 1. — Pierre ovoïde, aplatie, granulée, grise à l'extérieur, de structure mixte et rougeàtre à l'intérieur. Les lamelles sont inégalement serrées. Sur deux points, vers le
centre, la substance granulée est spongieuse.

N° 2. — Grosse pierre ressemblant à la précédente par la
forme; jaunâtre et granulée à l'extérieur. Aux deux extrémités, on voit des masses de matière grise cristallisée, avec
des stries irradiantes. Structure granulée au centre, et lamellée dans l'écorce. La pierre est très-dure.

N° 3. — Pierre oblongue, fortement aplatie, à structure
mixte très-serrée. L'écorce est formée de lamelles jaunâtres
se détachant avec facilité.

Dans les quatre pièces qui suivent, la matière granuleuse
forme une masse considérable. Sous des formes variées, elle
présente une certaine régularité dans chaque pièce, bien que
la masse granulée soit formée par des amas de cristaux.

Du reste, sur des objets de cette dimension, les particularités de structure sont faciles à remarquer.

Ces pierres diffèrent aussi par la configuration de leur surface extérieure, très-accidentée dans les n°s 4 et 5, uniformément granulée dans les n°s 6 et 7. Quelques-unes de ces
pierres présentent à leurs extrémités des amas de substances
diverses ou de cristaux.

Toutes ces pierres sont oblongues, ovoïdes, plus ou moins
aplaties et d'une grande dureté. A la coupe, on voit nettement les deux structures qui se confondent intimement dans
quelques cas (n°s 4 et 6).

Le n° 8 est particulièrement remarquable par la régularité
de sa structure. Les deux parties extérieure et centrale ne
diffèrent pas moins par la structure que par la couleur. Au

centre est une masse poreuse, spongieuse, grise, entourée d'une ligne qui la sépare de l'écorce. Celle-ci est formée par de nombreuses couches de lamelles qui présentent des stries et des vides, avec de fines granulations. L'écorce, légèrement raboteuse, est blanche.

CARTON N° 6

Dans les calculs de cette série, c'est la structure lamellée
qui domine, avec un noyau central; mais avec des particularités qu'on n'observe pas dans les calculs lamellés simples.
Cette différence dépend sans doute de la différence de composition et de l'irrégularité de structure qui en est la conséquence. Les pièces réunies sur les deux cartons qui suivent, font connaitre les principales variétés dans les cas les
moins compliqués, et les textures les plus extraordinaires
dans les cas où la composition et l'arrangement des éléments
constitutifs varient le plus.

Premier groupe. — Les trois pierres placées sur le premier
rang du carton n° 6 présentent à la coupe l'arrangement et
la disposition des couches lamellées, dans les calculs plus ou
moins compliqués.

Le n° 3 est une pierre ovoïde, aplatie, légèrement entamée
par le trilabe, extraite par la taille. La coupe, d'une grande
netteté, met en évidence la structure de cette masse, composée de deux parties tout à fait distinctes par la couleur. Le
centre présente un vide assez marqué. Les bords de cette cavité sont irréguliers. Structure mixte. Les lamelles et les

granules alternent avec la plus grande régularité, tant dans
la portion plus centrale, formée d'acide urique, que dans la
masse blanche qui forme la croûte. Les granulations du centre sont circonscrites par un cercle d'une nuance plus foncée.
La surface extérieure est lisse, grise, formée de lamelles
minces et superposées, qui se détachent avec une grande facilité. Les couches superficielles, d'un jaune sale, sont recouvertes par d'autres couches d'une teinte plus claire. La pierre
est très-friable, mais son volume a rendu l'opération par la
lithotritie impossible.

Deuxième groupe. — N° 4. — Petit calcul allongé, aplati,
à noyau légèrement excentrique. La partie extérieure est
blanche, recouverte d'un enduit jaunâtre. A l'intérieur, les
couches lamellées sont très-serrées, très-régulières. La couleur tendre de la partie centrale n'est pas uniforme; on y
voit beaucoup de lignes concentriques d'une nuance différente.

N°s 5 et 6. — Ces deux calculs se rapprochent par une
frappante analogie de forme, de structure et de couleur. Le
premier, provenant d'un enfant de deux ans, a été extrait
par la taille. Le second, d'un volume moyen, est oblong,
aplati, à angles arrondis. Noyau jaune, volumineux, saillant,
d'une forme à peu près pareille à celle du calcul, recouvert
de quelques couches minces très-serrées. Le reste de la masse
est formé d'une agglomération de petits grains fins et réguliers. La croûte présente des granulations plates assez distinctes.

N° 7. — Pierre allongée, ovale, aplatie sur les côtés. Noyau
oblong, irrégulier, entouré d'une série de couches très-serrées de lamelles d'une teinte jaune foncé. Les couches plus
extérieures sont séparées par des granulations; elles changent de nature et offrent l'aspect d'une agglomération de

petits grains. La croûte est blanche, grisâtre, d'une substance
cristallisée très-compacte, beaucoup plus épaisse aux extrémités du calcul. Çà et là, parmi les aspérités de la surface,
on distingue quelques cristaux très-brillants.

N° 8. — Par la couleur et la configuration, cette pierre
ressemble à celle du n° 4; mais la différence entre les deux
consiste surtout dans la disposition des couches de l'écorce.
Ici, les lamelles rougeâtres sont recouvertes d'une couche
épaisse de matière cristallisée, d'un gris sale. Une portion
de cette matière cristalline s'est détachée sous l'action de la
scie.

N° 9. — Calcul sans noyau, recouvert d'une légère croûte
blanche et jaunâtre sur certains points. Structure mixte vers
le centre. La circonférence est formée de couches lamelleuses
extrêmement serrées et compactes, d'une teinte rosée. Ce
calcul, dont la coupe est très-nette, a le volume d'une noix.

N° 10. — Pierre aplatie, ovoïde. Structure régulière et
symétrique. Autour de la partie centrale, formée de lamelles et de grains, on aperçoit des interstices allongés. La substance de l'écorce, très-compacte, présente des stries,
des lignes irradiantes très-irrégulières qui se remarquent
surtout dans la partie de la coupe divisée par le coin. — La
couleur, sauf de légères nuances, est à peu près uniforme.
La croûte extérieure est lisse, recouverte d'écailles minces et
blanches qui se détachent. La partie qu'elles recouvrent est
unie et comme cornée. Cette pierre a été retirée après la
mort.

N°⁵ 11 et 12. — Deux pierres plates, à structure lamellée.
La structure de la première est très-compacte. A peine pré-
sente-t-elle un interstice vers la grosse extrémité, au voisi-
nage de la coupe blanche et friable. Au centre, on remarque
une série de couches très-compactes, s'étendant irrégulièrement autour d'un noyau peu distinct, d'une substance rou-

geâtre. Ces couches alternent avec des granules, d'où résultent des stries, mais légères et peu perceptibles. Cette masse est séparée par un sillon profond d'une autre masse plus excentrique en forme de croissant, formée de granulations et présentant des anfractuosités. L'écorce se compose de lamelles et de petits grains très-fins. La friabilité de cette partie contraste avec la dureté de la masse jaune. Surface lisse. Quelques agglomérations de cristaux blancs.

L'autre pierre, d'une configuration semblable, est placée ici comme terme de comparaison. Les couches circulaires et concentriques sont régulièrement rangées autour d'un noyau; elles présentent différentes nuances. Cette pierre est remarquable par des stries profondes et presque circulaires, et par des lignes irradiantes qu'on observe au delà de ces stries, et qui l'assimilent aux pierres fragiles. Surface unie, grise, avec dépôt de matière blanche aux extrémités.

CARTON N° 7

CALCULS A STRUCTURE MIXTE, AVEC PRÉDOMINANCE DE LA
TRAME LAMELLEUSE. N°ˢ 1 A 16

La plupart des pierres à structure composée, qui se distinguent par la prédominance des lamelles à l'intérieur, ont un noyau distinct, à la place duquel on trouve quelquefois des vides ou des agglomérations de poudre ou de cristaux.

Ce carton présente des échantillons très-curieux de ces concrétions à structure mixte, au point de vue de la cristallisation et du développement.

J'ai réuni dans le premier groupe plusieurs calculs dont la base principale est un sel calcaire.

N° 1. — Calcul à peu près rond, sphérique. Noyau distinct au milieu d'un cercle très-épais de couches lamelleuses, séparées de l'écorce par une couche noirâtre de matière granulée. L'écorce est une masse blanche, cristallisée, coupée par des lignes irradiantes, qui se terminent à la surface par des aspérités. On remarque aussi sur la coupe quelques lignes circulaires et des stries.

N° 2. — Grosse pierre oblongue, à noyau dictinct, irrégulier, entouré de lamelles compactes, autour desquelles on voit une masse granuleuse d'une teinte analogue à celle du noyau et poreuse vers la circonférence. L'écorce est blanche et marquée çà et là de lignes circulaires jaunes. Une portion de cette substance est spongieuse. Les couches lamellées qui alternent avec les granulations sont inégalement serrées. La croûte est grise et jaunâtre, parsemée de granulations fines et d'agglomérations de cristaux.

N° 3. — Calcul oblong, légèrement aplati. Noyau distinct et irrégulier, enchâssé dans une cavité qui semble avoir déterminé la forme du calcul, et circonscrite par une très-mince couche de substance lamelleuse. Le reste de la masse centrale, jusqu'à la ligne blanche, est formée par des granules formant des vides et des stries en grand nombre. Au delà de la série de couches blanches lamellées, c'est la substance granuleuse qui reparaît. La surface extérieure, hérissée d'aspérités peu saillantes, est de la même couleur que la masse centrale, excepté aux endroits où il y a des agglomérations de cristaux blancs très-fins.

N° 4. — Petit calcul à noyau distinct et très-dur. Tout autour est une masse assez compacte de petits grains qui semblent être unis par des couches imperceptibles de lamelles. Aspérités peu saillantes à l'extérieur.

N° 5. — Calcul aplati, irrégulier, peu consistant. Au centre, une cavité très-irrégulière marque la place du noyau. Les couches lamellées se distinguent par leur nuance jaunâtre des amas de granules. La substance granulée est légèrement poreuse. La surface est écaillée.

N° 6. — Au centre de ce calcul oblong et sensiblement aplati, on voit une masse de matière terreuse remplissant incomplétement une cavité irrégulière. Tout autour, un cercle irrégulier de lamelles brunes, très-compactes, cernées par une ligne pâle autour de laquelle on remarque un intervalle à peine visible, qui sépare nettement la partie centrale de la masse blanchâtre, formée par une innombrable quantité de lamelles et de granules blancs très-fins. Vers les bords, des stries assez prononcées. La surface est recouverte d'une couche de matière grise ; elle est lisse.

N° 7. — Ce calcul ressemble beaucoup au précédent par la configuration et par la structure. Le centre est une masse blanche, qui remplit incomplétement une cavité irrégulière, autour de laquelle se groupent de nombreuses couches très-fines et très-serrées d'une substance lamelleuse grise, sur les bords de laquelle apparaissent quelques stries. Cette masse centrale est entourée d'une coque blanche, formée en grande partie par des granulations fines.

N° 8. — Ici, le noyau se distingue à peine par la nuance, qui est un peu plus foncée que la masse circulaire de lamelles très-fines et très-compactes qui l'environnent. Sur la circonférence de cette masse centrale, on observe quelques vides, et, tout autour, quantité de stries et d'anfractuosités formées par la masse granuleuse de l'écorce, blanche et poreuse. Au delà est un cercle de lamelles très-compactes qui se confondent avec les granulations. La surface, d'un jaune sale, est hérissée de légères aspérités.

N° 9. — Pierre moyenne, ovoïde comme la précédente et d'une structure plus compliquée. Au centre, à la place du noyau, quelques granules très-serrés, au milieu d'une petite masse oblongue de substance lamelleuse. Autour de cette masse, un sillon très-marqué sur les côtés. Ensuite, un cercle irrégulier de matière granulée et poreuse, circonscrit par une large ligne blanche ; et au delà, des couches alternantes et très-serrées de lamelles et de granules. A l'extérieur, une couche de cristaux blancs, très-épaisse aux deux extrémités. Surface jaune et blanche, raboteuse.

N 10. — Moitié d'un gros calcul allongé, aplati, que j'ai extrait depuis peu de temps de la vessie, et qui est surtout remarquable par sa couleur et sa structure complexe. Sur la coupe on voit distinctement la masse compacte que forme le noyau aux extrémités duquel sont deux agglomérations de grains et de cristaux, donnant faiblement accès, de manière à produire deux masses spongieuses avec des cavités dans lesquelles se trouvent des grains blancs. Des couches lamellées de plus en plus serrées à mesure qu'on avance de la croûte qui est formée par une couche mince d'un dépôt calcaire d'une teinte bleuâtre. Aux extrémités de la pierre cette couche est plus épaisse; quelques portions se sont détachées par les mouvements de la véssie.

N° 11. — Le noyau n'est pas distinct. Le centre est creusé de quelques vides peu profonds. Les couches très-compactes de lamelles sont circonscrites par une ligne très-foncée, autour de laquelle les granules très-serrés forment une large bande. Au delà, les lamelles jaunâtres alternent avec des granules blancs et très-fins, et forment une trame très-serrée. Sur la partie de l'écorce qui n'a pas été entamée par l'instrument, on aperçoit la surface lisse sur les côtés et hérissée à l'extrémité d'aspérités très-légères.

N° 12. — Calcul moyen. La masse centrale est lamelleuse. On n'y distingue point de noyau. Tout autour, les granules forment une bande poreuse. Au delà, une bande circulaire de lamelles; puis encore des granules de même nuance, formant une masse poreuse qui se confond avec une matière plus compacte, de même composition et d'une nuance plus claire. Une ligne blanche très-fine sépare cette masse des couches extérieures de lamelles qui alternent avec des granulations très-fines. Surface lisse.

N° 13. — Calcul oblong, aplati sur les côtés. Le centre est un amas de granulations, formant des vides. Tout autour, plusieurs couches très-compactes de lamelles, avec des granulations çà et là. Au delà de ce cercle irrégulier, une masse poreuse de granulations, circonscrite par une série d'épaisses couches de lamelles, où l'on distingue des stries et des vides, particulièrement vers les extrémités. L'extérieur est recouvert d'une sorte de pellicule jaune, soulevée çà et là par de légères aspérités.

N° 14. — Pierre oblongue, sensiblement aplatie sur les côtés. Le centre est un amas de granules formant des vides ; au delà une épaisse bande de lamelles, aux deux extrémités de laquelle il y a des cavités irrégulières et assez profondes. Sur les deux côtés les lamelles très-serrées laissent à peine paraître quelques agglomérations de granules. Aux deux extrémités, près de l'enveloppe extérieure, on retrouve des vides et des stries profondes. La croûte est une substance grise, épaisse, granuleuse en grande partie. La surface extérieure, d'un blanc sale, tirant sur le jaune, est hérissée d'aspérités et de petits mamelons.

N° 15. — Deux fragments d'une grosse pierre divisée après l'extraction. La structure est un mélange intime de granules et de lamelles. Celles-ci, très-serrées, sont en prédominance à l'intérieur. Stries et vides nombreux. Surface extérieure raboteuse.

N° 16. — Ici, la partie centrale est essentiellement granuleuse ; elle forme une sorte de gros noyau, autour duquel se pressent des couches très-épaisses et très-compactes de lamelles. Cette écorce lamelleuse forme des stries très-fines et se confond avec la couche extérieure qui est granuleuse et qui forme, à la surface, des mamelons aplatis, nombreux, séparés par des anfractuosités. La coupe offre l'aspect d'une pierre cassante.

RÉCAPITULATION DE LA PREMIÈRE SECTION.

Dans les trois espèces de calculs qu'on vient de décrire et qui forment la première classe des concrétions urinaires, il y a analogie, sinon identité absolue de structure et de développement. Ce sont toujours des cristaux, des granules, des lamelles, des substances amorphes à l'état granuleux ou pulvérulent, unies ou groupées par les lois de l'affinité ou au moyen d'une matière agglutinative, de provenance organique.

Les lois de ces agglomérations nous échappent, mais on ne peut en méconnaître l'influence.

Les différences que présentent entre elles ces concrétions sont secondaires. La variété principale est dans les détails et dans l'arrangement moléculaire. Les couches lamellées sont plus ou moins serrées et régulières; les granulations ne sont pas toujours disposées de la même manière. De là les différences de forme et de texture. — Lorsque les calculs sont striés, les lignes irradiantes partent du centre vers la circonférence. Les modifications qui interviennent dans la direction ou la disposition de ces lignes, modifient nécessairement la structure sans la changer essentiellement. Je n'ai pas négligé ces variétés de structure et de développement des concrétions urinaires, variétés dont la cause nous est inconnue.

DEUXIÈME SECTION

CARTON N° 8

Considérations préliminaires. — L'oxalate calcaire forme la base principale des concrétions brunes qu'on désigne sous la dénomination de calculs muraux. Leur dureté n'est pas aussi grande qu'on le répète dans les livres. Sans doute quelques-uns de ces calculs sont extrèmement durs; mais la plupart cèdent facilement à la pression. Sous ce rapport, les pierres de cette espèce forment, comme les précédentes, deux catégories distinctes, eu égard à la structure. Comme les calculs d'acide urique, elles se présentent, bien que dans une proportion moindre, à l'état de poudre et de graviers.

1° Graviers. — Les dépôts qui forment les calculs noirs sont quelquefois expulsés avec l'urine, à l'état de poudre noire, de grains, de gravelle. J'ai réuni à la tête de ce carton quelques échantillons de ces dépôts et de ces petites concrétions qui présentent des teintes diverses. On y remarquera quelques débris expulsés avec l'urine, à la suite de l'opération de la lithotritie. Quelques-uns de ces éclats sont remarquables par leur volume et par leurs arêtes saillantes.

Les dépôts d'acide urique sont unis souvent à l'oxalate calcaire. Beaucoup de graviers noirs sont recouverts, au moment de leur expulsion spontanée, d'une couche jaune ou grise, amorphe ou cristalline. Il en est de même de quelques calculs.

Il y a des graviers noirs qui sont blancs à l'intérieur, surtout parmi les concrétions provenant des reins. L'enveloppe extérieure pourrait tromper sur leur véritable nature.

Nous avons placé à côté des graviers les débris d'un calcul extrait par la taille de la vessie d'un malade de 19 ans. La croûte est d'une belle couleur marron, tandis que l'intérieur est blanc. Cette enveloppe brune est très-mince.

Du reste, dans les concrétions de cette espèce, la couleur n'est pas un indice certain de leur composition chimique, comme pour les calculs d'acide urique.

Pour ce qui est de la structure interne, les concrétions noires ne font point exception à la règle commune. Elles se développent, ainsi que celles d'acide urique, par lamelles et par granules. Les variétés qu'on observe dépendent de l'arrangement des molécules.

2° Calculs. — 1° Structure lamellée. N° 1. — Calcul, extrait par la taille, de la vessie d'un enfant de 5 ans. Couleur brune. Mamelons multiples, saillants, rugueux.

N° 2. — Fragment d'un gros calcul, extrait par la taille, de la vessie d'un adulte. Brun-marron. Surface granulée. Les plus gros grains sont distribués par groupes. Matière très-dure.

N° 3. — Le tiers d'une pierre fragmentée dans la vessie, à l'aide du forceps fenêtré, extraite ensuite par la taille. On voit que l'action de l'instrument a détruit une partie des aspérités de la surface, groupées en mamelons.

N° 4. — Moitié d'un calcul de forme sphéroïdale. Structure compacte. Surface hérissée de mamelons saillants, recouverte d'une couche mince et luisante. Les mamelons forment des groupes isolés. Le noyau est séparé de l'écorce lamellée et très-compacte, par une substance granuleuse d'une nuance un peu plus pâle.

N° 5. — Dix éclats d'une pierre murale, morcelée dans la vessie après la taille. Mamelons disposés par groupes, d'une teinte bleuâtre, lisses et polis. Tous les débris n'ont pas été recueillis. L'ensemble de ces éclats forme néanmoins une masse considérable. La pierre est noirâtre à l'intérieur et d'un aspect terreux. Sur un des fragments, on voit la trace du foret à éclatement.

J'intercale ici deux pièces sur lesquelles on observe quelques particularités de la structure mixte :

N° 6. — Calcul retiré après la mort. Oblong, aplati sur les côtés; extrémités arrondies. La structure interne est mixte et très-régulière. Un dépôt jaunâtre recouvre incomplétement la surface extérieure. Le reste est formé par des groupes de mamelons, très-petits et très-nombreux. Les mamelons conservent leur couleur brune. Ils sont distribués par groupes.

N° 7. — Pierre noire, régulièrement arrondie, finement granulée à la surface. Une cavité centrale remplace le noyau, et tout autour se pressent des couches lamelleuses très-serrées. De ce point central partent des stries divergentes, formant des faisceaux. Entre ces stries, on remarque des agglomérations de matière noire qui se combinent avec des lamelles irrégulièrement disposées. L'écorce est entamée. Quelques calculs muraux à lamelles présentent à la coupe un noyau d'acide urique ou d'une substance calcaire terreuse et amorphe, qui se détache quelquefois, de sorte que le centre du calcul présente une cavité. Cette particularité se retrouve dans d'autres pièces de la collection. Dans tous ces échantillons, la structure qui entoure immédiatement la partie centrale est très-nette.

Autour du noyau se déposent successivement des couches brunes plus ou moins épaisses, très-serrées vers le centre. Quelquefois elles adhèrent au noyau, tandis qu'en approchant de la circonférence, les lamelles s'écartent, s'isolent et laissent entre elles des espaces vides qui ressemblent à de petits godets. C'est la structure granuleuse qui prédomine dans cette partie. Les fentes qu'on remarque dans ces concrétions diffèrent par la forme des vides que présentent les calculs d'acide urique.

D'autres fois, au lieu de cavités, ce sont des proéminences, des points saillants qu'on observe dans l'épaisseur de l'é-corce, en dehors du noyau. Elles sont recouvertes par de nouvelles couches, qui suivent les ondulations et les anfractuosités, c'est-à-dire, qui se moulent sur des accidents de configuration. On a ici la démonstration de ce que nous avançons plus loin touchant l'influence de la structure sur la configuration des calculs. (V. aussi les cas rares.)

On ne confondra pas les aspérités de la surface des calculs qui résultent de cette structure, avec celles qui proviennent des derniers grains d'adhérence récente. Que ces grains soient d'oxalate calcaire ou non, ils présentent des dispositions aussi nombreuses que variées et, jusqu'à présent inexplicables.

C'est particulièrement sous l'influence des dépôts d'oxalate calcaire associés à ceux d'acide urique que se produisent les effets les plus extraordinaires. Beaucoup de cas rares prennent ainsi naissance. On ne se lasse pas d'admirer l'étendue, la forme, la coloration variée de ce nombre prodigieux de lamelles et de granulations, tantôt isolées, tantôt réunies en groupes qui forment l'écorce extérieure de ces concrétions, ou bien une suite de mamelons arrondis, à surface lisse, recouverte parfois elle-même d'une sorte de vernis brun, marron, bleuâtre ou bleu. Les variétés sont si nombreuses, que

la description est insuffisante. Il faut voir. (N°s 4 et 5 de ce
carton et le carton des cas rares.)

2° Structure granulée. — Les concrétions d'oxalate
calcaire se forment aussi par granulations, d'une manière
analogue à celle des calculs d'acide urique granulés. Les variétés sont nombreuses.

Dans quelques cas, la structure est mixte, avec alternance
régulière de granules et de lamelles.

Autour d'une agglomération de cristaux, de granules ou
d'une substance terreuse amorphe, se forme une croûte plus
ou moins épaisse, jaune ou brune, d'apparence lamelleuse
ou mixte. La croûte du calcul n° 8 présente une structure lamellée très-régulière.

Tantôt la surface est unie, tantôt elle est recouverte de
granulations fines, mais sans saillies proéminentes, sans
pointes ni mamelons isolés. Au centre de la masse, solidement enveloppée dans sa croûte, on trouve parfois un
noyau. (N° 10.)

Dans certains cas, les dépôts granuleux, au lieu de former
une masse centrale, sont placés dans les vides formés par
les lamelles, où ils sont solidement fixés. Cette disposition
répond à la structure mixte, dont la collection présente un
grand nombre de variétés.

Un caractère remarquable et commun à beaucoup de calculs muraux lamellés, c'est la forme généralement arrondie
de ces concrétions et l'uniformité de configuration de leur
surface.

Les uns sont unis, lisses, luisants, comme vernissés ; les
autres sont recouverts de légères granulations, sans aspérités. Il en est dont la croûte est double et présente deux
nuances très-distinctes et parfaitement visibles. L'un de ces
calculs (le n° 9) que j'ai écrasé dans la vessie au moyen d'un

fort lithoclaste, était recouvert en plusieurs endroits de petits cristaux blancs, brillants.

On voit ici (n°s 9 et 11. V. aussi aux pierres morcelées dans
la vessie) les débris considérables d'un calcul noir que j'ai
réduit en fragments dans la vessie, et le tiers environ d'un
autre calcul de la même espèce qui résista d'abord à une forte
pression de la tenette, et qui céda aussitôt que le perforateur
conique eut traversé la croûte.

CARTON N° 9

Les calculs de cystine sont rares et faciles à reconnaître, à l'état de pureté; mais ils échappent facilement au regard, quand ils sont composés de cystine et d'autres matières (1).

L'urine, dans laquelle prédomine cet oxyde, ne présente point de caractères propres à le faire reconnaître à la vue (2). On n'y parvient que par les procédés de l'art.

Lorsque la cystine cesse d'être tenue en dissolution dans les urines, elle se solidifie en petites masses, et forme, ainsi que les autres dépôts urinaires, des calculs et même des pierres volumineuses. La matière solidifiable est parfois très-abondante. Les malades peuvent rendre pendant longtemps des urines dans lesquelles prédomine ce principe.

J'ai placé sur ce carton, tout ce qui me reste en fait de concrétions de cystine, les dépôts granuleux, les graviers et les débris de pierres rendus par les malades, après la taille ou la lithotritie.

La gravelle de cystine n'est pas aussi commune que le pré-

(1) Voir les faits recueillis dans un mémoire spécial que j'ai présenté à l'Académie des Sciences, et qui a été reproduit dans le *Traitement médical et préservatif de la pierre et de la gravelle*. Paris, in-8, 1840, p. 403.

(2) Voir une note de M. Pelouze, à la suite du mémoire cité, p. 437.

tendent quelques auteurs. Les fragments et les débris qui manquent ont servi pour les analyses.

Les numéros 1 et 2 sont les débris de deux pierres que je broyai dans mon service de l'hôpital Necker, sans soupçonner leur nature.

N° 3. — Fragment d'un calcul extrait par la taille, et recouvert d'une couche de cystine.

N° 4. — Deux éclats d'un calcul que j'ai extrait par la taille, et divisé avec le coin, de manière à faire voir les stries irradiantes de la circonférence au centre; disposition qu'on remarque aussi sur d'autres pièces.

N° 5. — Le quart d'un calcul de cystine que je tiens du célèbre Liston, chirurgien anglais. On voit tout à côté un éclat que j'en ai détaché à l'aide du coin et du marteau.

N° 6. — Éclats d'une pierre broyée au moyen du forceps. Les petits débris et les éclats qui manquent ont servi aux analyses.

N° 7. — Débris pierreux, rendus après une opération de lithotritie pratiquée par M. Caudemont.

N° 8. — Débris d'une pierre, broyée d'après les procédés de la lithotritie, dans la vessie d'un malade, frère de celui auquel j'ai extrait par la taille la pierre n° 9.

N° 9. — Moitié d'une grosse pierre de cystine, très-remarquable par sa forme régulière, sa structure extérieure et intérieure, ses stries divergentes et irradiantes, l'arrangement de ses parties constituantes et sa couleur à part.

Ce calcul, le plus gros que l'on connaisse de son espèce, est un véritable type. Quelques mots seulement sur sa provenance :

Deux frères, Irlandais de naissance, à peu près du même âge, ayant passé la plus grande partie de leur vie à voyager, réclamèrent mes soins. Ils avaient tous deux une grosse pierre dans la vessie.

De ces deux pierres, l'une (n° 8) fut détruite par la lithotritie, l'autre (n° 9) extraite par la taille. On a sous les yeux la moitié de cette pierre remarquable; l'autre moitié a été déposée dans les collections du musée Dupuytren.

Les petits tas de débris, placés autour de cette pierre, ont la même provenance.

N° 10. — Échantillon remarquable par sa pureté et la netteté des cristaux; je l'ai obtenu à l'aide du coin.

N° 11. — Débris rendus avec les urines, à la suite d'une opération de lithotritie.

N° 12. — Une grosse pierre de cystine, à peu près pure, d'après une analyse de mon ami, M. Henri Sainte-Claire Deville. Cette pièce a été morcelée dans la vessie, le 23 mars 1867, à l'hôpital Necker. Les traces du foret sont très-visibles sur la grosse pierre. Cette pierre n'a pas éclaté également, parce qu'elle se trouvait mal placée dans la tenette. On voit à côté les éclats qui ont été détachés sous l'action de l'appareil.

TROISIÈME SECTION

CARTON N° 10

On remarque sur la coupe d'un très-grand nombre de calculs, des creux et des vides, des stries, des fentes. Ce carton présente divers échantillons de ces concrétions.

Les concrétions urinaires à cavités centrales se forment autour d'un noyau de matières organiques, c'est-à-dire, d'un globule muqueux, d'un caillot sanguin, ou de toute autre substance qui finit par s'altérer et se réduire en poussière.

Ce noyau provisoire est formé quelquefois par une matière végétale qui se putréfie, et qui laisse un vide au centre de la concrétion. Plusieurs des calculeux que j'ai opérés par la lithotritie, avaient introduit dans leur vessie des matières végétales qu'on n'a pu retrouver.

La cavité centrale de ces calculs varie de configuration et de volume. Des calculs très-volumineux ont une cavité centrale très-petite. D'autres, au contraire, ont la croûte très-mince et la cavité énorme. Les débris des matières organiques qui disparaissent parfois, sont très-visibles dans la plupart des calculs à grandes cavités.

Tous les échantillons que j'ai groupés sur ce carton offrent des particularités notables. Quelques-uns ressemblent à des noyaux de fruits ; d'autres offrent les apparences d'une ampoule. Cette configuration n'est pas rare.

Quand la cavité centrale est considérable, la croûte se brise et laisse voir une poudre noire.

Quelquefois ces calculs creux présentent aussi des fentes et des vides.

Les uns sont oblongs, les autres arrondis ; les uns sont anguleux, les autres aplatis. Quelquefois la cavité est très-régulière.

Calculs lamellés à fentes. — N°s 26 à 43. — On passe par une transition insensible des calculs creux à ceux qui ont des fentes et des vides.

Les couches lamellées qui constituent les calculs d'acide urique, au lieu d'être serrées les unes contre les autres, de manière à former une masse compacte, se trouvent fréquemment isolées, séparées par des intervalles ou des fentes prolongées, d'où résultent des interstices et des vides.

Comme complément de l'exposition que j'ai faite de ces calculs dans mon *Traité de l'affection calculeuse*, j'ai réuni ici un certain nombre de pièces qui présentent cette structure.

On remarquera que ces fentes prolongées se trouvent principalement autour du noyau, ou vers le centre, à la place du noyau, ou entre le noyau et l'écorce, vers la circonférence, et quelquefois sous la croûte extérieure.

A le bien considérer, l'exfoliation n'est qu'un mode particulier de morcellement des concrétions urinaires. Les calculs s'exfolient spontanément, soit dans la vessie, soit après l'extraction.

Parmi les nombreuses variétés de ces concrétions, signalons d'abord les graviers et les calculs d'acide urique, dont les dernières couches lamellées se détachent avant d'être solidement fixées sur la masse. Dans beaucoup d'autres cas, la croûte une fois formée se brise spontanément. Ces fragments expulsés par l'urine ont été pris souvent pour des graviers ordinaires; mais si on les eût examinés de près, on eût découvert des traces manifestes de leur adhérence à la masse pierreuse. C'est, en outre, sur les calculs exfoliés qu'il est possible surtout d'étudier la disposition des lames et des lamelles concentriques dans les graviers et les calculs lamellés. Pour cette étude, il convient de choisir les concrétions dont la texture est la moins serrée. En effet, dans les fragments ou les éclats les plus propres à faire saisir la superposition des lamelles, il y a toujours un peu de confusion précisément à cause de l'extrême adhérence des lames les unes aux autres : on ne peut les séparer, les isoler sans les briser. Il n'en est pas de même pour les concrétions à structure peu serrée, où les lamelles les plus minces se détachent facilement, de sorte qu'on peut les considérer sous leurs deux faces, et saisir les rapports des unes avec les autres et leur mode de juxtaposition.

Cette disposition est remarquable dans ces échantillons d'un blanc sale que j'ai réunis sur ce carton. J'appelle notamment l'attention de l'observateur sur cet énorme tas de débris d'une grosse pierre extraite par moi en 1829. L'extraction se fit par l'hypogastre, à l'hôpital Necker. On ne trouva point de noyau au milieu de ces débris dont nous ne présentons que la moitié (1). J'ai choisi les éclats les plus volumineux. Ils sont aplatis, minces pour la plupart, et presque tous lisses et unis à la surface extérieure. Quelques-uns sont même recouverts d'une couche brillante d'une teinte jaune. Chaque fragment est un assemblage de plusieurs lamelles très-fines, très-serrées, mais peu adhérentes, par conséquent faciles à isoler. Les couches régulières résultent de la réunion des lamelles. La cassure présente une disposition d'un aspect cristallin, d'une structure en apparence fibreuse; on dirait des écailles superposées. Ce mode de cristallisation imparfaite se remarque dans les pièces où les principes de l'acide urique sont associés, soit au phosphate, soit à l'urate d'ammoniaque.

Nous ne décrivons pas les graviers (n°ˢ 1 à 15) qui présentent les principales formes d'exfoliation.

N° 16. Petit calcul oblong, aplati; structure lamellée, régulière, très-serrée. Extrait de la vessie d'un enfant de 8 ans. L'exfoliation, très-superficielle, était antérieure à l'opération.

N°ˢ 17, 18, 19. Calculs oblongs, aplatis, à structure compacte et lamellée, exfoliés dans la vessie longtemps avant que j'en fisse l'extraction par la taille.

____

(1) Voir le carton et la boîte.

Le premier, dont la croûte s'est détachée en grande partie,
appartenait à un enfant de 5 ans. Les deux autres appartenaient à des adultes qui avaient des rétrécissements de l'u-
rèthre non dilatables et qu'il fallut opérer par la taille.

Ces cas d'exfoliation furent les premiers qui attirèrent
mon attention.

N° 20. Ici l'exfoliation est profonde. Sur les deux fragments
de cette grosse pierre, la croûte blanche s'est en grande
partie détachée irrégulièrement.

Il nous paraît inutile de décrire les fragments et les éclats
qui viennent ensuite, et les écailles destinées à montrer la
juxtaposition des lamelles.

Le n° 30 résume toute la démonstration.

Les derniers fragments (27 à 35) sont particulièrement
destinés à faire voir la disposition des couches intérieures et
leur concavité. Dans ces fragments, la séparation des lamelles est très-difficile. Le calcul n° 36, extrait récemment,
n'a pas résisté à l'action de la scie, il s'est brisé.

CARTON N° 12

CONFIGURATION DES CONCRÉTIONS URINAIRES. INFLUENCE DU NOYAU.
N°ˢ 1 A 18. — PREMIÈRE SÉRIE.

Dans les applications de la lithotritie, la configuration des calculs a une très-grande importance. Les pièces de cette collection présentent les principales variétés de configuration, provenant, soit de la position du noyau, soit de la structure intime du calcul, soit encore de l'action ou de la conformation des organes.

Forme naturelle des concrétions urinaires. — A l'état rudimentaire, les concrétions urinaires, et notamment celles qui ont pour base l'acide urique, se présentent sous la forme de granules arrondis. C'est le cas ordinaire de la gravelle lamellée d'acide urique pur. La forme des graviers granulés et mixtes n'est pas aussi régulière ; ils sont allongés, anguleux, et se transforment plus tôt que les graviers lamellés.

Les graviers bruns et noirs, qui se composent surtout d'oxalate calcaire, sont très-irréguliers. Les graviers s'allongent encore davantage lorsque l'oxalate calcaire se combine avec l'acide urique. Les plus grandes variétés de forme se rencontrent parmi les graviers gris, blancs, terreux. Du reste, les irrégularités de forme dépendent des variétés de structure et de composition du noyau et des enveloppes. A quelques exceptions près, plus le calcul vésical grossit, plus il s'éloigne de sa forme première.

Formes extraordinaires. — Il y a des calculs coniques, pyramidaux, triangulaires, cubiques, carrés, etc. On a vu des pierres qui ressemblaient à un champignon, à un cœur, à un cerveau. D'autres sont fortement comprimées, à facettes. (V. l'Introduction.)

L'aplatissement et les facettes ne sont pas toujours le résultat de la pluralité des calculs. On trouve souvent dans la vessie de nombreux calculs qui ne sont ni aplatis, ni à facettes. Quelques-uns sont parfaitement ronds et lisses.

J'ai retiré quatre pierres de la vessie d'un malade. L'une était allongée, la deuxième ressemblait à une pyramide triangulaire.

De ce qu'un calcul est arrondi et lisse, il ne faut pas conclure que la vessie n'en contient pas d'autres.

Les formes extraordinaires des calculs n'ont point de cause connue. On ne sait rien des rapports qui existent entre l'espèce des calculs et leur forme. Les calculs muraux, auxquels on attribue généralement la forme ronde, sont quelquefois cubiques, quadrilatéraux, etc.

La longueur de certains calculs des reins, des uretères et de l'urèthre, est attribuée à l'action de ces divers organes, que l'on considère comme des moules. On trouve cependant des calculs très-allongés dans la vessie, et des calculs ronds ou ovoïdes dans les uretères et dans l'urèthre.

On ne trouve pas plus de rapports entre les déformations de la vessie et les calculs annulaires, perforés, branchus, articulés, en chapelet, en croissant, etc. Ces formes singulières se rattachent souvent à des circonstances qui méritent d'être attentivement étudiées, avec d'autant plus de soin qu'elles concourent aussi à modifier la structure de la pierre.

De la couche extérieure des calculs. — Il faut diviser la pierre pour connaître sa structure intérieure et déterminer le rang qu'elle occupe dans la série ; mais à la coupe on ne voit qu'une faible partie des couches superposées. Comme il n'est pas possible de pénétrer graduellement de la périphérie vers le centre, il est indispensable d'étudier la formation successive des concrétions, en passant des plus petites aux plus grosses, sans oublier que ces corps, laissés dans la vessie, peuvent grossir indéfiniment. On comprend de quelle importance est l'étude de la couche extérieure de la pierre, c'est-à-dire de la surface de la pierre, au moment de l'extraction.

Dans un très-grand nombre de cas, la couche externe diffère des autres parties de la pierre par sa composition, sa structure et sa couleur.

Il est utile d'établir ici quelques distinctions pour mieux apprécier les caractères particuliers de la couche extérieure.

1° On observe souvent à la surface des pierres entières ou fragmentées, qui ont séjourné longtemps dans la vessie, une couche plus ou moins épaisse de matière grise ou blanche, d'un aspect pulvérulent et quelquefois très-compacte. C'est du phosphate calcaire ou de l'urate de soude, produit d'une phlegmasie de la vessie.

Quand la phlegmasie vésicale est survenue peu avant l'extraction de la pierre, la couche de matière grise est mince, souvent même la surface de la concrétion ne présente qu'une légère teinte cendrée.

Cette couche accidentelle, hors un petit nombre de cas, n'influe en rien sur la configuration de la pierre. C'est comme

un élément adventice qui se superpose aux éléments constituants.

Les pierres, les fragments de calcul et les graviers qui ne
présentent pas cette couche grise, au moment de l'extraction,
n'ont pas déterminé de catarrhe vésical.

Si la phlegmasie se prolonge, la couche phosphatique peut
acquérir beaucoup d'épaisseur. C'est ce qu'on voit souvent en
divisant les grosses pierres.

Ce dépôt superficiel n'est pas toujours en raison de l'intensité et de la durée de la phlegmasie vésicale. On a fait de
nombreuses suppositions au sujet des conditions dans lesquelles se fait ce dépôt, dont l'épaisseur varie dans la même
pierre, et surtout dans les pierres à configuration peu régulière. L'inégalité d'épaisseur se remarque surtout dans les
grosses pierres qui ont une forme régulière. Comme ces
dépôts accidentels dépendent d'une phlegmasie vésicale, ils
cessent en même temps que la phlegmasie, sauf à se reproduire avec elle. Dans l'intervalle, le calcul se développe par
l'adjonction des matières solidifiables de l'urine. De là les
couches alternantes, si variables quant à l'épaisseur, à la densité, à la couleur, au mode d'adhérence, quand elles adhèrent
les unes aux autres.

On ne confondra pas avec cette couche superficielle de
phosphate calcaire qui recouvre un grand nombre de calculs,
d'autres dépôts d'une nature différente qui se font aussi à la
surface de la pierre. Ces dépôts sont le plus souvent des granules ou des matières cristallisées qui affectent des formes
particulières et qui changent la configuration de la pierre.

Les cristaux sont tantôt isolés, tantôt agglomérés, surtout
aux extrémités des grosses pierres. (*V.* les calculs granulés et
les cas rares.)

Ces agglomérations de cristaux se forment vers la fin de la

maladie, à la suite des désordres occasionnés par la présence
de la pierre. Les concrétions d'acide urique et d'oxalate calcaire en offrent de nombreux exemples. On voit sur quelques
gros calculs de la collection des masses isolées, distinctes,
auxquelles sont venus s'ajouter de nouveaux grains, dont
quelques-uns adhèrent à peine. Ces derniers faits servent de
complément aux preuves que j'ai données du développement
des calculs granulés en général. C'est la même disposition.
Au lieu des petites aspérités déprimées ou arrondies, formant
les grains disposés comme les granulations des fraises ou des
mûres, on observe des agglomérations isolées de grains ou de
cristaux qui acquièrent une certaine épaisseur.

On comprend combien il importe au praticien de connaître
ces singularités de structure anomale de l'extérieur des
calculs.

Ces anomalies de structure, qu'on n'observe pas uniquement
ment sur les pierres murales, peuvent occasionner des mé-
prises.

Je ne reviendrai pas ici sur les aspérités formées par des
grains et de petits cristaux à la surface des calculs granulés
extérieurement. Les échantillons que j'en ai donnés rappellent la petite pierre hérissée de poils dont parle Mac Gill.
Cette disposition très-curieuse, dont on connaît de nombreuses variétés, ne change pas la forme ordinaire du calcul.

Toutes les variétés de dépôts qui modifient diversement la
surface et la croûte des grosses pierres, à une période avancée
de la maladie, sont la conséquence habituelle des changements survenus dans la composition de l'urine, par suite de
l'état des organes de l'appareil urinaire, changements qui
déterminent la nature des dépôts, d'après l'analyse chimique.

C'est à cet ensemble d'influences qu'il faut rapporter les
caractères qui distinguent la forme, la composition et la structure de la croûte dans les gros calculs.

Un grand nombre de calculs ont une surface polie et comme vernie et brillante, dont la teinte peut être blanche, brune, jaune, noire et même bleuâtre.

Ce poli vitreux ne s'étend pas toujours sur la surface entière des calculs; il ne recouvre que quelques membres, ou les facettes et les points par lesquels les calculs sont en contact dans la vessie et surtout dans l'urèthre.

Il ne faut pas croire que ces calculs, d'apparence vitreuse, puissent rester longtemps dans la vessie sans augmenter de volume ni changer de caractère. Sur cette surface brillante il se fait d'autres dépôts plus ou moins épais, de matière blanche ou grise, que recouvre à son tour une nouvelle couche vernie. On voit sur plusieurs éclats de pierre qui figurent parmi les cas rares, des couches variées, en général très-minces, et cette couche vernie qui a le brillant du mica. Brugnatelli a constaté par l'analyse chimique que ces couches dorées sont composées de phosphate de magnésie et de chaux, et d'une substance animale particulière.

CARTON N° 13

INFLUENCE DU NOYAU SUR LE DÉVELOPPEMENT, LA STRUCTURE
ET LA CONFIGURATION
DES CALCULS. N°ˢ 1 A 18. — DEUXIÈME SÉRIE.

Nous n'avons pas à nous occuper ici des caractères propres du noyau; il en a été question dans les considérations préliminaires. Nous traitons ici de son influence sur le développement, la structure et la configuration de la pierre.

Pour constater cette influence, il n'y a qu'à examiner la plupart des pièces de la collection. Il est facile de s'apercevoir que leur configuration dépend en partie de la forme et de la situation du noyau.

L'action du noyau sur la configuration des concrétions urinaires est particulièrement sensible dans les pierres d'acide urique et d'oxalate calcaire.

Bien que le fait général soit incontestable, dès qu'on aborde les cas particuliers et qu'on descend aux détails, on s'aperçoit, aux difficultés qui se présentent, que le sujet est loin d'avoir été sérieusement étudié.

A ce qui a été exposé sur ce sujet dans le *Traité de l'affection calculeuse* (1), j'ajouterai ici quelques nouvelles explications qui seront d'autant plus faciles à saisir, qu'on aura les objets sous les yeux.

Calculs à noyau excentrique. — C'est dans cette

(1) Pages 67-113.

espèce de calculs et dans ceux qui ont deux noyaux que se manifeste surtout l'influence du noyau sur la configuration des concrétions urinaires, par la disposition des lamelles et des granules (1).

Il arrive souvent que le noyau n'est point au centre de la pierre. De là des variétés de configuration et de structure dont les principales se trouvent réunies sur ce carton. Peu marqués dans les six premières pièces, les changements de configuration résultant de l'excentricité du noyau sont très-évidents dans les autres.

N° 1. — Calcul lamellé d'acide urique, extrait par la taille. Petit noyau excentrique. Une croûte blanche, d'épaisseur inégale, recouvre la masse lamelleuse.

N° 2. — Petit calcul à structure mixte, allongé, aplati, extrait par la taille de la vessie d'un enfant. Noyau excentrique. Surface extérieure mamelonnée.

N° 3. — Calcul ovoïde, composé de deux parties distinctes. Le centre est lamellé, et la croûte granulée. On aperçoit la place du noyau excentrique. Surface en rapport avec la croûte, recouverte d'aspérités.

N° 4. — Calcul oblong, aplati, légèrement concave sur un de ses côtés. La coupe rappelle un peu la structure interne d'un os plat.

N° 5. — La coupe de ce calcul n'est pas très-nette, la division ayant été faite dans la vessie. Ce calcul est gros et très-distinct par sa couleur. Structure mixte, avec prédominance de la matière granuleuse. Un dépôt phosphatique recouvre les surfaces; il est très-visible sur le noyau.

(1) Nos devanciers, entre autres Austin, Deschamps, Rigby, Fourcroy, avaient décrit des calculs à noyau excentrique. Les faits recueillis dans ces derniers temps prouvent que cette disposition n'est pas rare ; on la retrouve dans un grand nombre de pièces de la collection.

N° 6. — Les deux moitiés d'un petit calcul, avec un noyau à peine visible, et une structure granulée, très-irrégulière. La surface est raboteuse et labourée d'anfractuosités.

N° 7. — Fragments informes d'une pierre divisée dans la vessie et extraite par la taille, après avoir subi l'action du lithoclaste, comme la pierre n° 5. On aperçoit aussi les traces d'un dépôt phosphatique. Structure confuse; gros noyau excentrique.

On voit que la plupart de ces calculs sont d'une structure très-confuse. Les éléments constituants sont diversement et irrégulièrement agglomérés. La texture, serrée ou spongieuse, est irrégulière. La surface, inégale et raboteuse, est tantôt uniforme, tantôt parsemée d'interstices et hérissée d'aspérités.

N° 8. — Calcul à noyau rouge, gros et distinct. La croûte est une masse très-compacte, mixte, avec prédominance de la trame lamelleuse; beaucoup de vides. La surface est recouverte d'une croûte grise.

N° 9. — Calcul à structure composée, très-régulière. Au centre est une masse granulée, spongieuse, irrégulière, remplaçant le noyau. Autour de cette masse centrale, les granules, formant des vides et un pointillé très-fin, alternent avec les lamelles; en approchant de la circonférence, les granules disparaissent à peu près complétement, et la structure mixte est remplacée par la structure lamellée; cette partie de l'écorce est très-compacte et d'une teinte foncée. On remarquera le dépôt phosphatique qui recouvre la surface mise à nu par l'instrument. L'extérieur est recouvert d'une légère couche grise.

N° 10. — Très-grosse pierre blanche, arrondie. Structure mixte, confuse, tourmentée. Les lamelles se contournent dans tous les sens. Double noyau. Le plus gros s'est détaché; on voit la place qu'il occupait. C'est ce gros noyau qui paraît avoir eu le plus d'influence sur la structure très-irrégulière de cette masse friable, bien que très-compacte.

N° 11. — Moitié d'une grosse pierre allongée, à extrémités arrondies, présentant une légère concavité sur un de ses côtés. La structure est très-tourmentée, plus particulièrement vers le centre. Deux masses poreuses, formées de vides et de mamelons, séparent une masse centrale, très-compacte et lamelleuse. A mesure que l'écorce devient plus compacte vers la périphérie, la couleur devient moins rouge. Les lamelles, mêlées de granules, présentent des stries irradiantes. La couche qui recouvre la surface diffère complétement de la masse par la composition, la structure et la couleur. On aperçoit des groupes de mamelons aplatis aux deux extrémités.

N° 12. — Les deux moitiés d'une grosse pierre dont la structure mixte est remarquable. Les lamelles sont séparées par des grains interposés et coupées de stries irradiantes. Il résulte de cette disposition une texture spongieuse. Aux deux extrémités, recourbées en cornes, les lamelles ont toujours la disposition circulaire concentrique. Les lames se resserrent sur ce point, de manière que la structure est très-compacte. Le noyau, très-volumineux et parfaitement distinct, offre à peu près la forme de la pierre. La surface extérieure est aussi très-remarquable par la variété des teintes, les dépressions, les anfractuosités et les dépôts de cristaux blancs.

N° 13. — Petit gravier semilunaire, recouvert d'une légère couche de matière grise. Supposons que ce gravier fût devenu le noyau d'une pierre, il y a grande apparence que celle-ci eût présenté une configuration analogue.

N° 14. — Moitié d'une pierre longue, aplatie, à double noyau, offrant plus d'une analogie avec la pierre n° 10. Les deux noyaux se sont détachés, et le plus gros a entraîné son enveloppe. Malgré sa forme oblongue, cette pierre présente une structure mixte très-régulière, avec prédominance des lamelles. La surface extérieure, moitié grise, moitié jaune, hérissée de petites aspérités, contraste avec la partie intérieure qui est blanche.

N° 15. — Les deux moitiés d'un calcul très-remarquable par sa composition et sa structure. Il mériterait de figurer parmi les cas rares; mais je le place ici, parce qu'il peut servir à compléter la démonstration des calculs à noyau excentrique.

On remarquera le contraste frappant entre le noyau et l'écorce, par rapport à la composition, à la structure et à la couleur. Le noyau, tout à fait excentrique, puisqu'il forme une portion de la périphérie, est un composé d'acide urique, à lamelles très-compactes. La masse rouge est enveloppée d'une série de couches lamellées, d'une nuance sombre, qui la séparent de la substance granulée. Celle-ci est très-compacte aux deux extrémités du noyau. Mais, à mesure que cette substance s'éloigne du noyau, elle devient poreuse, et est coupée de lignes irradiantes. Cette substance, à cause de sa structure, offre peu de consistance. On remarquera, à la surface extérieure, la différence de couleur et de structure entre la partie lamellée qui répond au noyau et le reste.

N° 16. — Ce calcul diffère des précédents par des particularités remarquables. Le noyau excentrique et d'une forme irrégulière présente des vides à sa grosse extrémité; il est isolé par une ligne de granules. Dans la même direction, entre le noyau et les premières couches lamellées, il y a un autre vide que contournent les lamelles. Les grains noirs, toujours dans la même direction, sont très-apparents au niveau de la ligne blanche qu'ils interrompent pour se prolonger, par des stries, jusqu'à la surface, ainsi qu'on le voit sur la coupe verticale. On aperçoit encore des grains et des vides sur d'autres points de la coupe, et notamment à l'extrémité opposée. La surface, recouverte d'une couche grise, présente plusieurs mamelons.

N° 17. — Petit calcul d'acide urique à structure lamellée, très-compacte: Noyau excentrique, avec un gros mamelon saillant, au centre duquel on remarque une agglomération de grains noirs qui ont été pris pour un second noyau. Plusieurs de ces grains sont tombés; mais on voit les points vides qu'ils occupaient. L'agglomération de ces grains explique l'espèce de soulèvement que présentent les couches extérieures de la pierre. En se déposant successivement, ces couches ont contourné les grains et produit cette proéminence mamelonnée. La surface extérieure est lisse.

N° 18. — Les deux moitiés d'une grosse pierre allongée, de composition à peu près homogène. La structure lamellée est manifeste sur la coupe. Autour du noyau, oblong, irrégulier et excentrique, les granules alternent avec les lamelles. La croûte est plus compacte et plus uniformément lamellée vers la périphérie, et surtout vers la plus grosse extrémité, où les lamelles, très-compactes, sont d'une nuance foncée. On remarquera sur la plus grosse moitié les traces d'un foret à éclatement. La surface extérieure est irrégulière, très-tourmentée, très-dure, et parsemée de dépôts de cristaux blancs.

CARTON N° 14

INFLUENCE DES ORGANES SUR LA FORME ET LE DÉVELOPPEMENT
DES CALCULS. N°⁵ 1 A 29.

Nombre de graviers et de calculs de cette collection présentent une configuration extraordinaire, soit que leur développement ait été gêné par la présence d'autres calculs, soit qu'il ait été comprimé par la conformation des organes qui leur ont servi en quelque sorte de moule. De là, des irrégularités de forme dont j'ai consigné les principaux exemples dans le *Traité de l'affection calculeuse* (1).

On voit des pierres vésicales d'un certain volume étranglées par le milieu ou vers une de leurs extrémités. Quelques-unes représentent une calebasse.

D'autres sont allongées et comprimées circulairement dans une certaine partie qui s'engage dans le col vésical. Chez les malades affectés de cette sorte de calculs, le col de la vessie est dilaté et la prostate plus ou moins atrophiée. Ces cas sont fréquents.

Sur d'autres calculs qui remplissaient la cavité vésicale, ou qui étaient logés dans des cavités, on voit des sillons pour l'écoulement des urines. Le cours continu de ce liquide empêche la matière calcaire de les combler.

Quelques pierres vésicales sont excavées, le plus souvent du

(1) Pages 167 et suiv.

côté correspondant à des tumeurs nées du col ou du corps de la vessie.

On voit que les concrétions urinaires se développent irrégulièrement, parce que leur développement est subordonné à la conformation ou à la déformation des organes urinaires, ou gêné par la présence d'autres concrétions.

Première série. — Calculs à facettes. —.Lorsque plusieurs calculs sont en contact dans les voies urinaires, ils présentent le plus souvent des facettes plates, concaves ou convexes, à surface polie et recouverte quelquefois d'une espèce de vernis. Ces calculs, très-communs, présentent de nombreuses variétés.

Nᵒˢ 1 à 18. — Pièces diverses. Celles qui ont été divisées présentent à la coupe un noyau enveloppé d'épaisses couches d'une matière très-dense, très-cassante. La légère couche grise qui recouvre la surface externe est très-peu adhérente.

On remarquera deux calculs aplatis, l'un triangulaire et l'autre quadrangulaire. La partie centrale est ovoïde ; donc ce n'est pas elle qui a déterminé la configuration de ces deux calculs. La croûte extérieure est blanche et d'une structure très-serrée. La surface est lisse.

Nᵒ 19. — Calcul granulé, oblong, conique, retiré de l'urèthre d'une femme. La grosse extrémité présente deux facettes légèrement concaves et séparées par une crête médiane. C'est par ces deux facettes que ce calcul s'articulait avec une grosse pierre vésicale que j'ai détruite par la lithotritie. Par sa surface externe, ce calcul ressemble à ceux de cystine.

Nᵒ 20. — Pierre uréthro-vésicale dont le collet correspondait au col de la vessie. Une portion de la petite extrémité s'est détachée. La grosse extrémité est presque sphérique ; elle présente des mamelons et des rugosités. Au-dessous du collet, sur la grosse extrémité, on remarque deux sillons presque parallèles, dont un très-visible.

N° 21. — Pierre articulée dont l'histoire se trouve dans le *Traité de l'affection calculeuse* (1). Les surfaces articulaires offrent une grande analogie avec l'articulation scapulo-humérale. Leur aspect même est semblable à celui des surfaces articulaires des os. Du côté qui correspondait à la vessie, la pierre se termine par un tubercule, séparé par un espace de 18 millimètres de trois éminences inégales, dont la moyenne correspondait à la crête uréthrale.

N° 22. — Pierre articulée, remarquable par sa situation dans les organes urinaires. Elle se prolongeait dans la vessie par un collet qui a été brisé pendant l'extraction. L'extrémité vésicale a été détachée. La surface extérieure est rugueuse et d'un gris terne. Les surfaces articulaires des deux portions se sont altérées et leur poli a disparu.

N° 23. — Pierre oblongue, recourbée, semblable par la forme à des graviers rendus spontanément. Elle occupait une partie de la vessie et les régions prostatique et membraneuse de l'urèthre. L'extrémité qui occupait cette dernière a été détachée.

N° 24. — Fragment d'une grosse pierre. qu'on trouvera décrite plus loin (n° 28), détaché à l'aide du coin et de la scie, pour montrer la disposition de l'écorce. La coupe est d'une netteté remarquable. Structure composée, lignes irradiantes.

N° 25. — Deux pierres oblongues, fortement aplaties. Les deux surfaces qui les mettaient en contact sont parfaitement unies. Le frottement a usé les aspérités des surfaces plates. Ces deux pierres, égales par la longueur et de largeur différente, ont été retirées de la vessie d'un vieillard, mort en 1847, à l'Hospice des ménages. Je l'avais vu à ma consultation de

____

(1) Page 375.

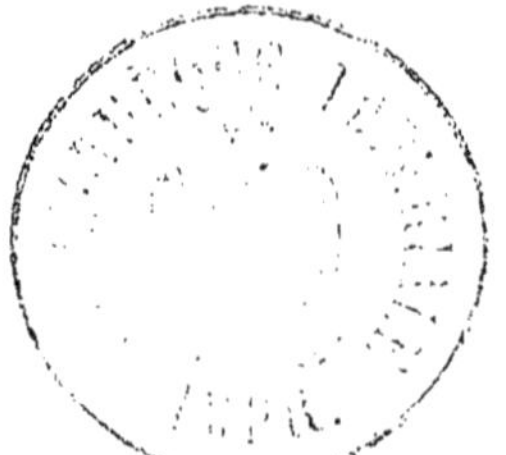

l'hôpital Necker, et j'avais constaté la présence des calculs en même temps que l'impossibilité de pratiquer l'opération.

N° 26. — Moitié d'une pierre dont j'ai relaté l'histoire et donné le dessin dans le *Traité de l'affection calculeuse* (1). Elle est remarquable surtout par deux excavations latérales, correspondant à deux énormes fongosités très-dures situées des deux côtés de la vessie. Je constatai cette disposition, au moment où le calcul fut retiré par la taille hypogastrique. L'opération réussit pleinement.

N° 27. — Deux calculs provenant de deux malades. Retirés après la mort, l'un de l'urèthre, l'autre d'un uretère. Sur le calcul uréthral on voit un sillon qui servait à l'écoulement de l'urine.

N° 28. — Pierre oblongue, cylindroïde, hérissée d'aspérités et recouverte d'une sorte de vernis. On remarquera ce large sillon superficiel dont la surface est lisse et polie. Ici l'action des organes est sensible. Dans mon *Traité de l'affection calculeuse*, j'ai cité plusieurs cas de ce genre et un, entre autres, qui mérite une mention spéciale. La pierre, du poids de 9 onces, 5 gros, remplissait le col vésical et en reproduisait la conformation. Elle était creusée d'une gouttière pour le passage de l'urine.

N° 29. — Grosse pierre arrondie, ovoïde, recouverte d'une croûte grise et hérissée de rugosités. La coupe présente une structure très-serrée. Çà et là, on voit des stries et des vides qui rendent la masse cassante. Le noyau est irrégulier et légèrement excentrique. Sur la partie qui correspondait au col de la vessie on remarque un sillon oblique, lisse, qui est l'empreinte, si je ne me trompe, d'une portion du trigone, plutôt qu'une rigole pour l'écoulement des urines. Sur d'au-

(1) Pl. III, fig. 1.

tres calculs de la collection, on peut apercevoir la trace évidente des contractions de la vessie.

Il est à peine besoin de dire que la plupart des pierres réunies sur ce carton, pour montrer l'influence des organes sur les concrétions urinaires, appartiennent par leur structure à des séries différentes.

CINQUIÈME SECTION

CARTON N° 15

CAS RARES, N°s 1 A 11. — PREMIÈRE SÉRIE.

Sous ce titre, j'ai rangé une série de pièces de toute nature dignes de fixer l'attention.

N°s 1 et 2. — Ces deux échantillons remarquables donnent une idée assez exacte du mode de structure qui est propre à certains calculs d'acide urique et à ceux de cystine. De la partie centrale partent des lignes qui divergent vers la périphérie, où elles se ramifient et se terminent à l'extérieur par des granulations plus ou moins saillantes. On remarquera que ces stries divergentes ou ces lignes irradiantes ne rendent pas ces calculs cassants, au contraire de ce qu'on observe dans d'autres séries. — Entre les prolongements de la substance centrale, formée d'acide urique, se déposent des matières phosphatiques qui remplissent les vides. Ces calculs sont très-compactes, très-résistants.

N° 3. — Calcul blanc-jaunâtre, très-irrégulier, à pointes saillantes, et d'une configuration singulière, qui rappelle celle de certains coquillages. L'extérieur n'annonce pas une concrétion d'acide urique. Le noyau est rond, très-distinct et nettement circonscrit par une série de couches lamellées très-compactes, dont quelques-unes cassantes, formant un cercle à peu près régulier à la partie centrale, et d'une nuance plus

foncée que l'écorce. Jusqu'ici, malgré la singularité de la configuration, nous n'avons qu'un calcul lamellé ordinaire. Mais,
au delà de ce cercle, la structure change. Les couches ne sont
plus circulaires ni uniformes; les lamelles sont moins serrées;
on remarque des vides nombreux et des traînées de granulations noires qui vont aboutir à la surface extérieure, où elles
forment des mamelons et des saillies dont on aperçoit la pointe
noire. Trois de ces traînées de points noirs sont très-appa-
rentes sur la coupe. La surface est recouverte d'une couche
d'un blanc jaunâtre; on remarquera la forme conique des
mamelons.

Les grains noirs qui viennent adhérer aux calculs déjà formés ne présentent pas toujours un arrangement constant.
Leur nombre et leur volume varient dans chaque concrétion.
Ils ne se groupent pas toujours, comme dans les cas précédents; et on les voit disséminés, isolément ou par groupes.
Leurs agglomérations ne forment pas toujours de ces traînées
qui se terminent par des aspérités à la surface du calcul.
Dans tous les cas, la disposition des couches lamellées reçoit de la présence de ces grains des modifications très-
notables.

Nº 4. — Les deux moitiés d'une pierre très-dure, à gros
mamelons lisses, distribués par groupes, polis et brillants à la
surface. Petit noyau gris, entouré d'une série de couches
brunes lamellées, compactes, séparées de la couche périphé-
rique, également lamellée et très-ferme, par des espaces
vides ou à moitié comblés de matière noire, autour desquels
les couches lamellées sont disposées de façon à rayonner. La
coupe de ce calcul a un aspect étoilé.

Nº 5. — Calcul de moyen volume, aplati, offrant à la
coupe la forme d'un parallélogramme à angles droits.
Structure lamellée. La partie centrale qui circonscrit le
noyau est d'une teinte pâle. La croûte est beaucoup plus fon-

cée. Les mamelons de la surface sont gros, lisses, arrondis, un peu aplatis, isolés, d'une teinte bleuâtre vers la base. Dans les intervalles, qui sont très-étendus, on voit une matière terreuse et noirâtre qui se détache facilement.

N° 6. — Pierre à peu près quadrilatérale, à angles mousses. Autour de la capsule grise qui enveloppait le noyau, la trame est très-compacte. Entre la partie centrale et l'écorce, on aperçoit des interstices et des vides très-nombreux, dont quelques-uns sont remplis d'une matière noire granulée. La croûte est formée de lamelles très-serrées et recouverte d'une couche jaunâtre, laquelle recouvre inégalement les innombrables mamelons de la surface. Ceux-ci sont petits, isolés ou distribués par groupes, et séparés par des anfractuosités profondes. Il y a des dépressions aux deux extrémités. La configuration extérieure de cette pierre n'est pas en rapport avec la forme de la coupe.

Dans les calculs de cette série, les aspérités et les mamelons de la surface externe paraissent résulter uniquement des poussées de la matière intérieure. Il y a là une sorte de soulèvement qui mérite de fixer l'attention. Dans les calculs qui ne présentent pas la même configuration, les irrégularités de la surface se produisent d'une manière toute différente.

Cette disposition très-remarquable se présente avec des caractères particuliers dans les pierres suivantes. On observe à la surface de ces pièces les deux modes de déformation que j'ai déjà signalés, avec des modifications qui varient.

Deuxième série. — N° 7. — Quinze pièces provenant d'une opération de taille pratiquée le 27 février 1867, à Paris. La pierre éclata dans la vessie, après avoir été perforée. Les coupes de ces éclats sont d'une grande netteté; elles révèlent la structure des calculs d'acide urique à lignes circulaires et à stries irradiantes. La partie centrale est une agglomération de grains.

N° 8. — Cette pierre est un des plus remarquables échantillons de cette série. La structure interne est très-serrée et très-régulière. Le noyau, gros et peu régulier, est très-saillant. Il est entouré d'une bande épaisse de lamelles extrêmement serrées, d'un gris clair. Au delà est une ligne ondulée, formée par des lamelles d'une nuance plus foncée. Les lamelles et les granules alternent et forment un cercle plus large, au delà duquel il y a une épaisse croûte de matière blanchâtre formée de lamelles et de granules avec quelques stries. La surface externe, d'une teinte ferrugineuse, est à peu près recouverte de masses compactes, résultant de l'agglomération de nombreux mamelons blancs à l'intérieur, friables, recouverts d'une légère couche jaune. J'en ai détaché deux fragments pour montrer la structure de cette espèce de champignon et le mode d'adhérence. Cette masse se détache de la pierre avec la plus grande facilité.

N° 9. — Grosse pierre très-dure, morcelée dans la vessie pour en faciliter l'extraction. Sa structure, sans différer totalement de celle du n° 8, est remarquable.

N° 10. — Pierre moyenne, d'une configuration singulière. La surface est recouverte aux deux extrémités de deux masses d'une matière blanche et grise, recouverte d'une légère couche jaune, et où prédominent les granules.

Entre les deux extrémités, la surface est hérissée de pointes et de petits mamelons unis par groupes et formant comme des végétations, dont la plupart sont recouvertes d'une pellicule bleue. Des anfractuosités profondes séparent ces agglomérations et donnent à la surface du calcul un aspect très-tourmenté.

A l'intérieur, le noyau est isolé de la masse par quelques couches lamellées très-minces et très-serrées. Au delà, la

structure devient confuse ; elle présente çà et là un pointillé
blanc. On remarquera sur la partie qui a été divisée par le
coin, vers l'extérieur, des couches de matière blanche qui pénètrent dans les interstices de la substance brune.

N° 11. — Moitié d'une grosse pierre oblongue, aplatie, remarquable par sa structure simple autant que par la pureté
des éléments qui la constituent. La disposition est exactement
celle des calculs uriques lamellés. La croûte est coupée de
lignes et de stries irradiantes. La surface est unie, lisse et
polie sur les deux côtés aplatis. Mais les rugosités commencent
avec les lignes courbes, et elles vont aboutir à des masses de
granulations ou de mamelons qui adhèrent fortement à la
pierre vers ses deux extrémités. Ces sortes d'excroissances
changent la forme de la pierre.

CARTON N° 16

N° 1. — Grosse pierre pyriforme, poreuse, très-légère, extraite de la vessie d'un homme qui avait succombé aux suites d'une affection rénale. Structure mixte des plus curieuses. On aperçoit de nombreuses petites stries irradiantes entre des bandes espacées qui forment la trame de ce tissu spongieux. Même disposition autour du noyau, un peu excentrique. La substance qui remplissait les interstices des lamelles s'est affaissée par la dessiccation. L'écorce, vers la circonférence, est formée par quelques couches d'une matière blanche et jaune dont les interstices sont remplis de granulations de la même composition. La surface est parsemée de cristaux. — Les pierres spongieuses qu'on remarque dans la collection ont une structure différente et moins régulière.

N° 2. — Les deux moitiés d'un calcul moyen, fusiforme, à structure mixte, remarquable par sa configuration irrégulière et par la disposition des lamelles et des granules, qui diffère beaucoup de ce qu'on observe dans les autres concrétions à structure composée. Vides nombreux, substance poreuse; surface hérissée par endroits d'aspérités.

N° 3. — Une lanière de cuir enroulée sert de noyau à ce calcul aplati, de forme ovale, du volume d'un œuf de poule.

L'arrangement des grains et des lamelles rappelle la disposition ordinaire de certains calculs d'acide urique, à stries divergentes, mais différentes de celles des calculs cassants. Entre les spirales formées par l'enroulement de la lanière sur elle-même, on voit une matière amorphe, de même composition que le reste de la pierre. La croûte extérieure est jaune, granulée, hérissée d'aspérités et parsemée de cristaux blancs (1).

N° 4. — Grosse pierre à noyau, oblongue, d'une teinte ocreuse, différente de celle des calculs de la même série. Structure lamellée à l'intérieur. A l'extérieur, une croûte granulée, rugueuse, à mamelons aplatis et disposés par groupes très-rapprochés, recouvre une épaisse masse terreuse qui a pris consistance et s'est en partie détachée par la dessiccation. Cette substance se désagrégeait au moment où la pierre fut extraite de la vessie d'un cadavre, malgré les précautions que l'on prit pour la conserver entière. A l'ouverture de la vessie il s'exhala une odeur excessivement fétide, qui provenait de la pierre et qui persista plus d'un mois après l'extraction.

N° 5. — Pierre aplatie, comme taillée en biseau, à noyau excentrique distinct, entourée d'une épaisse couche de lamelles très-serrées. Au delà de cette partie bien circonscrite, la structure est des plus irrégulières. La masse est compacte et présente des vides. Sur la croûte extérieure, on remarque, aux deux extrémités, des inégalités et des granulations, ou plutôt des mamelons aplatis et diversement groupés.

N° 6. — Voici la pièce la plus remarquable de la collection. Elle a la forme d'un corps ovoïde, fusiforme, présentant un prolongement qui occupait le col vésical et la partie profonde

(1) Il ne faut pas s'étonner de voir une lanière de cuir au milieu d'un calcul vésical. On a des exemples de toutes sortes de corps étrangers introduits dans la vessie et ayant donné lieu à la formation des concrétions urinaires. J'en ai recueilli pour ma part plusieurs cas.

de l'urèthre. Ce prolongement et l'extrémité opposée sont formés par une masse homogène de matière blanche, compacte, cristallisée, ayant la consistance et le poli du marbre. C'est cette matière qui forme la croûte, ou, pour mieux dire, la coque de la pierre proprement dite. Je n'ai ôté de l'enveloppe que ce qu'il fallait pour qu'on vît le contenu. A l'intérieur de la coque on remarque un grand nombre d'éclats fragmentés spontanément; les uns adhèrent encore aux parois de la croûte, tandis que les autres sont libres et mobiles. Ces éclats varient, non-seulement par leur volume, mais encore par leur composition et leur structure. On dirait un œuf enchâssé dans sa coque. Parfaitement blanche à l'extérieur, cette pierre est à l'intérieur d'un blanc sale.

N° 7. — Pierre plate, grise, granulée, jaunâtre à l'extérieur, excepté à l'endroit qui portait sur la vessie, où l'on voit une couche assez épaisse de cristaux blancs. La structure, très-irrégulière, présente sur les bords de nombreuses stries.

N° 8. — Petit calcul cylindrique, à structure fortement granulée. La partie centrale paraît être formée à la fois de lamelles très-compactes et de granules. Tout autour, jusqu'à la circonférence, la substance granulée est coupée de stries et parsemée de vides comblés par une matière terreuse. La surface est rugueuse, elle présente des teintes variées et est parsemée de cristaux blancs.

N° 9. — Les deux moitiés d'un calcul de forme arrondie. La coupe est régulière. Un cercle très-visible partage la masse en deux parties distinctes, l'une centrale, l'autre extérieure, de même composition. La surface est finement granulée, offrant de légères aspérités et des anfractuosités peu profondes, qui rappellent la structure intérieure.

N° 10. — Débris d'une pierre dont j'ai communiqué l'histoire à l'Académie de médecine. Le noyau était le contenu d'un kyste ovarique qui avait pénétré dans la vessie. Le calcul fut détruit par les procédés ordinaires de la lithotritie. Les gros fragments peuvent donner quelque idée de sa configuration et de sa structure. On voit comment la matière du dépôt lithique a recouvert la masse de poils et les dents. On voit parfaitement la place qu'occupaient celles-ci dans la concrétion.

Nº 11. — Cette pierre, qui n'a point sa pareille par le volume, a été décrite dans un précédent article, pour donner une idée de l'accroissement des calculs. Il n'est pas besoin de faire ressortir les différences de structure et de couleur qu'on remarque entre la partie centrale, compacte et coupée de lignes circulaires et de stries divergentes, et la croûte ou mieux la coque qui l'enveloppe. Cette énorme pierre remplissait toute la capacité de la vessie.

REMARQUES. — Ces pierres, que j'ai rangées parmi les cas rares, présentent des échantillons des divers modes de formation. Les principales particularités de structure dépendent des changements survenus dans la dernière période de développement, ainsi que des dépôts calcaires qui se sont faits à la surface, notamment dans les cas où la pierre a séjourné longtemps dans la vessie.

Le volume de ces pierres, si l'on excepte la dernière, n'a rien d'extraordinaire, comparé à celui de certaines pierres vraiment énormes qui ont été extraites par l'opération de la taille ou trouvées dans la vessie après la mort. En général, le volume de la pierre est proportionné à l'ancienneté de la maladie, excepté pour les pierres phosphatiques, lesquelles grossissent très-rapidement.

C'est ici le lieu de remarquer qu'une grosse pierre peut séjourner longtemps dans la vessie sans occasionner de graves désordres, si elle est homogène et à structure simple. Ces grosses pierres ne présentent pas à leur surface la couche blanche ou grise, amorphe ou granulée, qui est si souvent le résultat d'une phlegmasie vésicale et qu'on remarque sur plusieurs pièces de la collection.

SIXIÈME SECTION

CARTON N° 17

CALCULS RÉNAUX.

Sous l'influence de plusieurs causes qui troublent la sécrétion régulière de l'urine, des calculs peuvent se former dans les reins et y acquérir un volume considérable. Cet effet matériel d'une cause organique peut, à son tour, occasionner de graves désordres dans l'économie.

Quoique les calculs rénaux soient inaccessibles aux moyens curatifs dont l'art dispose, ils ont fixé l'attention des observateurs. On trouvera dans le *Traité de l'affection calculeuse* les principales observations de calculs des reins, recueillies par divers auteurs. Je dois me borner ici à présenter un certain nombre de pièces, qui pourront donner une idée des principales variétés de forme, de volume, de structure et de couleur de ces concrétions.

On est tout d'abord frappé de la configuration de ces calculs; elle est singulière. Les variétés de forme ne tiennent pas autant qu'on pourrait le croire à la conformation des organes dans lesquels ces calculs se développent. Ces variétés ne seraient pas aussi nombreuses, ni aussi distinctes, si la conformation interne de l'organe déterminait la forme de la concrétion.

A tous les points de vue, ces pierres se distinguent par des caractères particuliers. Comme nous ne les donnons ici qu'à titre d'échantillons, il nous paraît inutile de les décrire. Du reste, j'en ai signalé les principales variétés dans le *Traité de l'affection calculeuse*, où je me suis occupé spécialement des concrétions rénales, au point de vue des effets de ces corps étrangers sur les organes qui les recèlent, et, par contre-coup, sur toute l'économie. Excepté quelques graviers uniformément oblongs ou arrondis, les calculs rénaux, quel que soit leur volume, ont presque tous de commun des ramifications et des prolongements qui contribuent particulièrement à leur donner ces formes bizarres qui les distinguent.

Les deux dernières pièces de ce carton, remarquables par leur volume et par leur configuration, ont été trouvées dans le rein gauche du comte de Vergennes, l'un des ministres de Louis XVI. Le plus gros de ces calculs ressemble à un éléphant. Ce rapprochement avait été déjà indiqué par Baillie dans l'histoire de la Société royale de médecine.

Les calculs rénaux ont une certaine célébrité dans l'histoire, parce que d'illustres personnages ont été sujets à cette affection, qu'on a appelée la maladie des grands seigneurs. Un calcul, du volume et de la forme d'une châtaigne, fut trouvé dans le rein droit de Philippe II, roi d'Espagne. Frédéric III, électeur de Saxe, avait dans un des reins une pierre grosse comme un œuf de pigeon. Dans le rein droit de Gebhard, électeur de Cologne, on trouva un calcul du poids de 5 gros. Plusieurs calculs furent trouvés dans l'un des reins du célèbre Sperling. Un gros calcul fut trouvé dans le rein gauche du duc d'Estrées, ambasssadeur de France à Rome. Lancisi trouva dans le rein gauche d'Albani, parent du pape Clément XI, une grosse pierre falciforme, dont les pointes pénétraient dans la substance de la glande. Le rein droit de Sachy de Lœwenhein contenait un gros calcul. Le pape Clément XI avait un énorme calcul dans chaque rein; l'un pesait six onces, et l'autre neuf. On pourrait multiplier ces exemples. Nous renvoyons pour de plus amples détails au *Traité de l'affection calculeuse*. (*Voir p.* 116-168.)

CARTON N° 18

Les uretères contiennent assez souvent des calculs; quelquefois ils en sont remplis.

Deux calculs, du volume d'une olive, furent trouvés à l'extrémité de l'uretère gauche du cardinal Franzoni. Sennert, Clarke, Monro, etc., en ont observé plusieurs formant chapelet. Le célèbre Sperling avait les deux uretères farcis de graviers, sans compter un gros calcul rénal.

Les calculs des uretères peuvent occuper indistinctement tous les points de ces conduits. Quand ils en occupent les extrémités, il n'est pas rare de les voir faire saillie dans le bassinet ou dans la vessie.

De ces calculs, les uns sont ovoïdes, olivaires, oblongs, les autres présentent des formes sans aucune analogie avec la disposition des uretères. Il y en a de conoïdes, de pyriformes; d'autres ressemblent à un cœur, à un clou de girofle, à un très-long clou à tête, à un cylindre tronqué.

Le plus remarquable que je connaisse a été décrit et figuré par Alghisi. Chez une femme qu'on venait de pendre, on trouva, d'après Ledran, des colonnes pierreuses qui remplissaient entièrement les uretères. La configuration des pièces que j'ai recueillies n'offre aucune particularité inconnue. Je me bornerai à signaler deux cas.

N° 1. — Quatre des sept calculs qui furent trouvés, en 1837, dans l'uretère droit d'un malade mort à l'hôpital Necker, le lendemain de son entrée dans mon service. Tout est remarquable dans ces calculs : volume, forme, coloration, structure. Les uns sont à facettes, les autres arrondis. Les noyaux sont distincts. Les couches successives sont serrées ou séparées par des vides. La couche extérieure est lisse, mince, cassante, se détachant facilement, et laissant voir au-dessous d'elle une couche semblable, très-lisse et brillante.

Ces calculs si remarquables étaient libres dans une cavité spacieuse, vers le milieu de l'uretère gauche. On n'avait point soupçonné leur présence.

N° 2. — Le cas qui suit n'est pas moins intéressant. Ces douze calculs, formés d'une substance calcaire peu consistante, recouverts d'une couche très-mince, lisse et polie, étaient logés dans un renflement de l'uretère gauche, long de cinq centimètres. A l'intérieur du plus gros de ces calculs, on aperçoit la substance grise, présentant un aspect granulé et disposée par couches. Cette substance ressemble beaucoup à celle d'une pierre vésicale que portait le même malade. La surface de ces calculs est lisse et brillante. On remarquera le dépôt blanc qui recouvre en partie les deux calculs aplatis, d'une forme triangulaire.

Ce que j'ai dit des calculs rénaux s'applique de tout point aux calculs urétéraux. Les uns et les autres se trouvent par la situation des organes qu'ils occupent en dehors des ressources de la thérapeutique chirurgicale. Ces calculs doivent surtout fixer l'attention des praticiens, par les changements qu'ils produisent sur les surfaces des conduits dans lesquels ils passent ou séjournent, et par les désordres fonctionnels qui en résultent. Je ne puis que renvoyer le lecteur au *Traité de l'affection calculeuse,* où les calculs urétéraux ont un article à part, à la suite des calculs rénaux.

Calculs uréthraux. — Les exemples connus de calculs dans l'urèthre sont nombreux. J'en ai rapporté ou rappelé les principaux dans le *Traité de l'affection calculeuse* (1). Les faits que je signale ici sont plus récents.

Il faut établir une distinction relativement à la situation de ces calculs dans les voies urinaires.

Les uns sont uréthro-vésicaux, et siégent au col vésical. Les autres, et ce sont les plus fréquents, occupent la partie membraneuse de l'urèthre. Quelques-uns sont placés vers l'orifice extérieur, ou bien encore, entre le gland et le prépuce. Les calculs uréthraux se logent rarement dans la portion pénienne et spongieuse.

On conçoit que les calculs de cette espèce présentent un grand intérèt au praticien. Les calculs uréthro-vésicaux ont presque tous leur point de départ dans la vessie. Ce sont, en effet, des calculs vésicaux qui envoient un prolongement dans le col vésical et au delà. J'ai eu souvent l'occasion de m'en occuper (2). C'est dans la portion membraneuse de l'urèthre que ces calculs se logent de préférence. Ils s'y développent à l'aise, car ils occasionnent en général peu de douleurs. Sous ce rapport, la position du malade atteint de la gravelle contraste notablement avec celle des calculeux soumis à la lithotritie, lorsque les fragments s'arrêtent dans la portion membraneuse de l'urèthre.

Il est de fait que beaucoup de malades qui ont des graviers engagés dans l'urèthre souffrent peu. C'est ainsi que les

(1) Pages 330-386.

(2) Voir les *Traités de la Lithotritie et de l'affect. calcul.* et le *Bulletin de thérap.*, où se trouve relaté un cas intéressant, avec la figure de la pierre n° 1.

graviers ont le temps de grossir et d'acquérir un volume très-considérable.

Des graviers venant des reins ou de la vessie peuvent s'accumuler en nombre considérable dans la partie membraneuse de l'urèthre. Ils y sont en contact les uns avec les autres; ils s'accolent même en s'aplatissant, et finissent par présenter de nombreuses facettes à surface lisse et comme vernie. Cette particularité s'observe d'ailleurs dans les autres calculs à facettes. Sur la plupart des échantillons que j'ai réunis ici, les facettes sont nombreuses. On en trouve aussi à surface arrondie ou aplatie, et à mamelons. Les derniers échantillons, par exemple, sont raboteux et hérissés d'aspérités.

On a aussi trouvé des calculs volumineux à la partie spongieuse de l'urèthre, où ils produisent peu de douleur en général. Dans la portion pénienne, au contraire, dont le diamètre est moindre, et dont les parois sont plus résistantes, la présence des calculs est très-douloureuse. Les calculs et surtout les fragments de calculs, qui s'engagent dans cette portion de l'urèthre, deviennent bientôt une source d'accidents.

A l'extrémité de l'urèthre, et entre le gland et le prépuce, les concrétions urinaires peuvent acquérir un volume énorme, ainsi que l'attestent les faits que j'ai réunis dans le *Traité de l'affection calculeuse*, p. 377 et suivantes.

Les moitiés des deux calculs préputiaux qui figurent au dernier rang sur ce carton, donnent une idée du volume et de la configuration de ces concrétions.

SEPTIÈME SECTION

CARTON N° 19

Cette forme de l'affection calculeuse diffère de toutes les autres par le mode de développement, la couleur, la densité de ses produits et par l'arrangement des molécules constituantes.

Ces concrétions s'accompagnent toujours d'un catarrhe vésical, et sont les unes formées, les autres recouvertes d'un dépôt phosphatique.

Dans l'étude de ces concrétions, il faut tenir compte des modifications organiques. Les mucosités et la matière calcaire contenue dans l'urine suffisent pour produire une pierre grise. La concrétion se développe avec une rapidité proportionnée à l'intensité de l'affection catarrhale (1).

Ces concrétions se présentent le plus souvent sous des formes non définies, avec des teintes variables, depuis le blanc mat jusqu'au brun sale. Quelquefois elles sont lisses et unies : mais en général, elles sont hérissées d'aspérités qui leur donnent une apparence spongieuse.

Plusieurs pièces de ce carton se ressemblent au premier aspect ; mais elles diffèrent par la forme et le volume des

(1) Ces concrétions qu'on peut appeler de l'ordre pathologique, et dont la base est un dépôt terreux et amorphe, résultent de sécrétions morbides. Leur production est soumise à des conditions pathologiques peu connues.

grains, bien qu'étant de même composition. La structure, la configuration et la teinte ne sont pas les mêmes dans les différents tas de poudre. C'est à l'observateur à saisir ces nuances qui échappent à la description.

N° 1. — Matière recueillie à l'état fluide; à mesure qu'elle se desséchait, on la pétrissait avec de l'eau gommée, de manière à former de petites masses.

La poudre grise ou d'un blanc sale dont j'ai réuni quelques échantillons, diffère par la composition et par la couleur de celle qui forme les dépôts d'acide urique.

Entre la gravelle grise et la gravelle d'acide urique, il y a à peine quelques analogies. Les granules et les grains qui constituent la gravelle grise ne sont que par exception régulièrement arrondis, comme ceux d'acide urique.

La plupart de ces grains sont creux ou poreux, et recouverts d'une mince écorce, uniforme et homogène.

Quelques échantillons présentent, avec la teinte grise, la configuration des graviers d'acide urique.

Les graviers durs, réguliers, dont quelques-uns à facettes, que l'on voit sur ce carton, sont des concrétions d'acide urique à l'intérieur, recouvertes extérieurement d'une épaisse couche de ce dépôt qui forme la gravelle grise. Cette association n'est pas rare, comme on le voit en divisant les plus gros graviers; elle est plus fréquente dans les calculs.

A part ces deux séries de cas, où le développement des concrétions présente quelque régularité, tout est confusion. C'est ce qui résulte de l'examen des dépôts les plus ténus.

Dans les masses un peu considérables, on aperçoit les grains gris ou terreux groupés et formant par leur cohésion des particules poreuses et légères. Au moment où ces petits tas sont expulsés ou retirés de la vessie, la moindre pression suffit pour les désunir.

On remarquera particulièrement les groupes 2, 3, 4, 5, 6 et 7, pour leur structure. De ces dépôts, les uns ont été rendus par les malades, les autres, trouvés dans la vessie.

Dans le groupe n° 3, les grains sont poreux et les plus gros présentent une véritable perforation.

On remarquera (n°s 6 et 7) des filaments très-visibles. C'est un exemple de cette espèce de gravelle pileuse, dont on s'est occupé il y a quelques années.

L'échantillon n° 5 est surtout remarquable par la structure de ces pièces poreuses, spongieuses, trouvées dans la vessie d'un homme mort d'un cancer de la vessie. On n'avait pas soupçonné, pendant la vie du malade, l'existence de cette concrétion, si curieuse par l'arrangement des grains.

On voit à côté, sur la droite, un tas plus considérable de débris rendus par un malade, les uns à la suite d'un simple cathétérisme, les autres après une séance de lithotritie. Cette masse était d'une extrême fragilité.

N°s 8, 9, 10 et 11. — Les grains de ces concrétions ont une forme qui mérite d'être remarquée.

N° 12. — Ce tas considérable représente à peine la moitié de la quantité qui me fut remise par le malade. Ce sont de gros graviers gris, irréguliers, recouverts en tout ou en partie d'une croûte plus ou moins blanche, plus résistante que la substance intérieure. L'expulsion ne s'accompagnait point de douleurs notables, ni d'accidents locaux. Seulement l'état général de la malade n'était pas bon.

N° 13. — C'est aussi d'une femme que proviennent les trois gros graviers que l'on voit au-dessous du tas précédent. L'un de ces graviers, d'un blanc sale, est granulé à la surface. Les deux autres sont lisses, en partie du moins; car ils présentent l'un et l'autre une excavation à fond granulé.

On pourrait rapprocher ces deux graviers de la pierre que j'ai extraite de la vessie du colonel Tourgueneff. Cette pierre,

régulière d'ailleurs, présente une excavation produite par
une tumeur de la vessie. Parmi les gros graviers isolés qui
figurent sur ce carton, il y en a de fort remarquables, tant
par leur volume, leur configuration et le poli de leur surface,
que par leur structure, plus compacte que celle de la gravelle
grise ordinaire. Ces différences s'expliquent par la composition des concrétions.

Nos 14, 15, 16. — Je place ici, pour servir de terme de
comparaison, deux graviers et un petit calcul, recouverts de
cristaux saillants et très-rapprochés. Ils forment des pointes
sur toute la surface. Dans le n° 4, on voit à la coupe la structure particulière de ces concrétions.

RÉFLEXIONS PRATIQUES

Les concrétions urinaires de la deuxième classe présentent
dans leur formation et leur développement des dispositions
très-curieuses, et leurs caractères physiques ne varient pas
moins que leur composition chimique et leur développement.
Comme ces cas présentent un grand intérêt au praticien, je
veux ajouter quelques développements à ce que j'en ai dit
dans le *Traité de l'affection calculeuse* (p. 26, 42, 497 et
548.)

Rappelons d'abord quelques faits acquis à la science et à la
pratique, faits propres à jeter quelque lumière sur la formation et le développement des concrétions urinaires. Ils
forment deux séries.

Première série. — 1° Un homme parfaitement sain n'a
jamais rendu de graviers, ni éprouvé de troubles fonctionnels

du côté des organes urinaires, lorsqu'un corps étranger pénètre dans la vessie. Tout aussitôt l'urine change de nature ; il survient quelquefois une légère phlegmasie vésicale, et le corps étranger est bientôt recouvert d'une couche grisâtre de phosphate calcaire ou ammoniaco-magnésien. Le fait est à peu près constant.

On a supposé que le corps étranger se comportait dans la vessie comme la baguette que le chimiste a plongée dans une solution saline concentrée.

C'est là une erreur. La présence d'un corps étranger dans une vessie, saine d'ailleurs, a une action bien différente.

Si le corps étranger se bornait à attirer les substances concrescibles, en dissolution dans la vessie, on verrait autour de lui celles qui prédominent ordinairement dans la sécrétion rénale, c'est-à-dire l'acide urique et ses composés. Or l'incrustation résulte en général d'un dépôt phosphatique.

Ainsi, la présence d'un corps étranger dans la vessie suffit pour modifier immédiatement la nature de l'urine et provoquer une sécrétion morbide qui fait la base de la concrétion.

2° Un homme rend habituellement du sable ou de la gravelle rouge ou noire. Il se porte bien d'ailleurs. Survient-il une phelgmasie d'un point quelconque de l'appareil urinaire et plus particulièrement de la vessie, ou les graviers se recouvrent d'une couche grise (j'ai produit de nombreux exemples de ce fait) ou le malade ne rend plus de graviers, et il se forme alors une pierre à noyau d'acide urique, dont l'écorce est de phosphate calcaire.

La phlegmasie vient-elle à cesser, malgré la présence de la pierre, l'acide urique prédomine derechef dans l'urine, et le calcul reçoit de nouvelles couches de cette substance. Quelquefois c'est l'oxalate calcaire qui prédomine ou la cystine, et ils se déposent sur le noyau primitif. De là des calculs à couches alternantes dont la coupe permet de suivre en quelque sorte les variations du catarrhe vésical chez les calculeux. La collection en offre de nombreux échantillons.

3° Quelque chose d'approchant a lieu lorsqu'un malade atteint de la gravelle fait usage d'eaux alcalines. A la longue, l'expulsion de la gravelle diminue même, mais les graviers rendus se couvrent d'une couche grise, ceux qui restent dans la vessie se couvrent d'une croûte, et le malade, qui croyait son état amélioré, finit par devenir calculeux. Le noyau de la pierre est rouge; l'écorce, grise ou blanche.

4° Lorsqu'une phlegmasie vésicale survient, sans qu'il y ait ni pierres ni graviers, si elle persiste, n'importe sous quelle influence, il pourra se produire une pierre entièrement formée de phosphate calcaire ou ammoniaco-magnésien. Cela n'arrive toutefois que lorsque l'urine, outre les mucosités, contient une quantité suffisante de matière calcaire, pour qu'il se produise une pierre grise ou blanche.

5° Si le traitement par la lithotritie vient à être suspendu, après le morcellement de la pierre, les fragments contenus dans la vessie se couvrent d'une couche calcaire.

6° Un homme souffre depuis longtemps de la pierre, sans que la vessie paraisse gravement atteinte. Les fonctions spéciales s'accomplissent régulièrement, et l'urine ne subit point d'altération. Qu'il survienne un catarrhe, et la pierre, pour peu qu'il se prolonge, se couvrira, comme à l'ordinaire, d'une couche plus ou moins épaisse de matière calcaire, à laquelle s'ajoute quelquefois une couche cristalline ou de minces feuillets rougeâtres. Ce sont là des modifications du produit catarrhal.

7° A la suite des opérations de la taille et de la lithotritie, on voit quelquefois se produire une nouvelle pierre, dans un temps plus ou moins éloigné. La véssie, débarrassée de la pierre, reprend ses fonctions et expulse une urine normale. Le cas est simple. Si de loin en loin on observe un dépôt, il est rosé, floconneux, granulé, cristallin, d'une teinte rougeâtre. Si une pierre nouvelle se forme à la longue, elle ne diffère pas de la première quant à la composition.

Ce n'est pas là ce qu'on observe communément. L'opéré conserve un catarrhe vésical ; il rend, et souvent avec difficulté, une urine chargée de mucosités, et au bout de quelque temps, il éprouve de nouveau la sensation d'une pierre dans la vessie. Quand on extrait cette seconde pierre, on s'assure qu'elle est formée de phosphate calcaire ou ammoniaco-magnésien, quelle que soit d'ailleurs la composition de la première.

Il me paraît démontré, d'après les nombreuses observations qu'il m'a été donné de recueillir depuis 1828 (1), que les pierres de la seconde classe se forment sous l'influence d'un état morbide consécutif au premier traitement. Du reste le résultat de mes observations concorde avec celui qu'ont obtenu des leurs Haustin et Hankel. (V. le *Traité de l'affect. calcul.*)

Les faits suivants, qui présentent la question sous un autre point de vue, fournissent de nouvelles preuves à l'appui de l'opinion émise ci-dessus.

On sait que les dépôts urinaires qui accompagnent le catarrhe vésical, générateur des dépôts lithiques, présentent de nombreuses variétés de nature, de couleur, de forme, de consistance et surtout de quantité.

Il faut distinguer les dépôts tels qu'ils existent dans l'urine avant ou immédiatement après l'émission, de ceux

(1) Voir *Deuxième lettre sur la Lithotritie.*

qui se forment par le repos et le refroidissement de ce liquide.

Dans certains cas la matière glutineuse, résultat de la phlegmasie, s'accumule en grande quantité dans la vessie, les matières terreuses font presque défaut; le mucus se présente sous forme de plaques ou de masses qui durcissent, sans la moindre apparence de dépôts terreux et cristallins. Ces masses durcies ne sont pas sans analogie avec la substance cornée qui forme l'écorce de certains calculs.

Dans certains cas, ces matières ont si peu de consistance, que la sonde introduite dans la vessie ne donne qu'une sensation semblable à celle que produit le contact de l'instrument avec un tissu organisé, avec les parois de la vessie, ou encore, avec les calculs qui sont recouverts d'une couche de mucus épaissi.

Cette matière forme de véritables calculs diffluents, dans lesquels la matière animale l'emporte de beaucoup en quantité sur les matières terreuses. Ces matières diffluentes ont été observées dans les reins et les uretères. Elles se présentent surtout dans la vessie, tantôt homogènes, tantôt formées d'une multitude de granulations distinctes, un peu plus consistantes que la matière visqueuse qui les maintient rapprochées.

L'important est de savoir que cette matière unissante n'est pas toujours assez chargée de dépôts terreux pour prendre, par la dessiccation, l'apparence du plâtre ou du mortier, en masse concrète ou en poudre.

Exposées à l'air, ces matières diffluentes, quelle que soit leur nature, se dépouillent rapidement de leur humidité, et une fois desséchées, elles ressemblent à une espèce de magma informe qui ne tarde pas à acquérir une certaine consistance. Quelquefois elles forment des plaques ou des

écailles de couleur variable qui ressemblent à des fragments
de mortier.

Ces matières sont rendues quelquefois en quantités prodigieuses, on pourrait dire fabuleuses, car il faut avoir été
témoin de faits analogues à ceux que rapportent les auteurs
anciens, pour ajouter foi à leur témoignage. Ledran parle
d'un homme à qui l'on avait retiré une pierre de huit
onces, et dont l'urine, après l'opération, était chargée d'une
telle quantité de matières diffluentes, que le périnée, les
fesses, et jusqu'aux linges du pansement en furent incrustés,
comme d'un mortier qui se serait endurci. L'incrustation
bouchait en partie le trajet de la plaie; et quand la sonde .
était introduite pour pratiquer des injections, *il semblait
qu'on passait dans un aqueduc de pierre de taille.* Des observations exactes prouvent que les faits de ce genre ne
sont pas rares, non-seulement chez les calculeux, mais encore chez les malades affectés de lésions organiques de l'appareil urinaire, compliquées de catarrhe vésical.

J'ai vu une femme (semblable à celle dont parle Fabrice
de Hilden) affectée d'un fistule vésico-vaginale, et qui ne
pouvait retenir l'urine. Non-seulement le trajet fistuleux
et le vagin se remplissaient en peu de temps de cette matière plâtreuse; elle laissait échapper en marchant une partie
de ce liquide épaissi, qui, se desséchant promptement, formait sur le plancher des croûtes grises.

J'a vu aussi chez deux malades, après l'opération de la
taille, la presque totalité de l'urine se convertir en matière
terreuse, qui ne tardait pas à durcir. J'étais obligé plusieurs
fois par jour de retirer la sonde qui s'obstruait, et d'enlever
de la surface de la plaie les croûtes lithiques qui s'y formaient.

Les goutteux sont particulièrement sujets à ces excrétions
d'humeur crétacée, qu'on observe aussi dans l'ostéomalacie.

On connaît le fait si curieux de la femme Supiot. L'histoire du goutteux, rapportée dans les mémoires de l'Académie des sciences pour 1747, est remarquable. Le malade s'aperçut tout à coup que son urine était blanche au moment de l'expulsion : une heure après, le liquide avait repris sa couleur normale et déposé un sédiment d'un quart de pouce d'épaisseur, ayant la consistance de l'argile détrempée et facile à couper comme le savon. Deux heures après, ce dépôt avait la dureté de la craie. Cette sécrétion, qu'aucun signe préalable n'avait annoncée, continua huit ou neuf mois sans aucune espèce d'incommodité pour le malade. Celui-ci estimait que durant ce laps de temps, il avait rendu soixante ou soixante-dix livres de matière pierreuse.

On cite des faits analogues, entre autres, celui de J. Plater qui rapporte lui-même que, pendant vingt années, il rendit des urines laiteuses, déposant un sédiment blanc, qui prenait par la dessiccation l'aspect d'une substance cristalline, transparente, très-salée. J'ai vu des calculeux qui rendaient des quantités prodigieuses de ces matières crétacées.

CARTON N° 20

ACTION DES INSTRUMENTS (TRILABE ET LITHOCLASTE.)

L'action mécanique des instruments lithotriteurs sur les calculs vésicaux est appréciable par la forme des éclats restés dans la vessie ou des fragments et des débris expulsés après chaque séance.

On a beaucoup disserté sur cette action mécanique des instruments. L'observateur pourra l'apprécier dans ses nombreuses variétés, en examinant les pièces que nous mettons sous ses yeux.

J'ai disposé les pièces de façon à montrer successivement l'action des divers instruments. Les résultats diffèrent, d'après les instruments employés. Le trilabe écrasant la pierre agit autrement que le lithoclaste; et la pierre qui est directement morcelée l'est autrement que celle qui ne peut l'être sans des procédés auxiliaires.

Première série. — Pierres qui ont été seulement attaquées par le trilabe, et retirées ensuite de la vessie.

Lorsque la pierre est volumineuse et dure on ne peut la briser et réduire en poudre par l'écrasement immédiat, comme on fait pour les petites pierres; il faut diminuer sa consistance ou sa force de cohésion. Avant donc d'agir efficacement par la pression, on a recours aux perforations préalables. Nous allons passer en revue, dans cette première série, les pierres perforées.

N° 1. — Pierre volumineuse, lamellée, à structure très-serrée. On aperçoit sur les deux fragments la trace des perforations à la suite desquelles la pierre éclata. Craignant que le traitement par la lithotritie ne se prolongeât outre mesure, je proposai au malade l'opération de la taille, qui fut pratiquée heureusement.

N° 2. — Trois fragments d'une pierre volumineuse, dure, lamellée, vigoureusement attaquée par le trilabe. La vessie contenait plusieurs autres pierres. Celles que j'avais entamées ou excavées résistant à la pression combinée des crochets du trilabe et de la tête du perforateur, je pratiquai la taille périnéale, qui ne réussit pas.

N° 3. — Pierre moyenne très-dure. Après des perforations réitérées, pendant lesquelles quelques éclats furent détachés, je fus obligé de tailler le malade. L'opération fut heureuse.

N° 4. — Grosse pierre sensiblement aplatie et allongée. Une croûte lamellée très-dure, revêtue d'une couche grise, recouvre la masse granulée, très-serrée et présentant des interstices. La pierre a été perforée une fois de part en part, et une autre fois bien au delà du centre, et à peu près dans son milieu. Le volume et la dureté de la pierre m'obligèrent de recourir à la taille. L'opération réussit, malgré les difficultés de l'extraction.

N° 5. — Grosse pierre à structure granulée, très-compacte, dure, aplatie, oblongue. Deux noyaux volumineux, entourés de quelques couches lamellées de couleur de fer oxydé. La surface est jaunâtre et grise. Je commençai par pratiquer une perforation. Quelque temps après, la pierre fut écornée avec l'instrument fenêtré. J'ai quelquefois recours à cette combinaison de procédés. Cette tentative fut suivie d'une réaction fébrile persistante. J'opérai heureusement le malade par la taille.

N° 6. — Moitié d'un calcul plat à noyau distinct. La structure est uniformément lamellée, très-compacte. Dans la partie divisée par le coin, ce calcul est coupé de lignes irradiantes, comme les calculs cassants. Une épaisse couche de matière blanche annonce une ancienne phlegmasie de la vessie. Je fis un essai de perforation, dont on voit la trace assez profonde. Je fus obligé de renoncer à la lithotritie pour recourir à la taille périnéale. Le malade guérit.

Tous ces cas montrent l'action puissante de l'instrument à trois branches, même dans les circonstances les moins favorables. Je dois observer ici que dans presque tous les cas qui précèdent, la vessie était saine. La manœuvre n'a point provoqué de phlegmasie vésicale, et l'on n'aperçoit pas sur les éclats la couche grise caractéristique. Mais ces tentatives de lithotritie ont provoqué, soit des contractions énergiques de la vessie, soit une réaction fébrile dont la persistance m'a forcé de recourir à la taille. Il est fâcheux que les malades ne comprennent pas toujours la nécessité de ce changement de méthode. Beaucoup de chirurgiens ne la comprennent pas mieux, si l'on en juge par leurs commentaires sur ces faits.

N° 7. — Petite pierre à structure granulée, couverte à l'extérieur d'une multitude de mamelons; très-dure, très-résistante à la pression combinée des branches du trilabe et de la tête du perforateur. Elle fut perforée avec un foret à tête, et ensuite écrasée. L'opération fut très-simple, et néanmoins il survint une réaction fébrile qui m'obligea de tailler le malade. Guérison.

N°ˢ 8, 9 et 10. — Ces cas se sont présentés lorsque je commençais à pratiquer la lithotritie. Ils représentent les résultats des premiers instruments appliqués à des cas défavorables. A cette époque, les épreuves sur le cadavre m'avaient rendu familiers les divers temps de la manœuvre; mais je n'étais pas fixé sur le choix des cas.

Ces trois pierres volumineuses et dures furent, comme on le voit, profondément perforées à plusieurs reprises; mais, après de nombreuses séances de lithotritie, je reculai devant les difficultés que j'avais à vaincre, et je proposai la taille. Cette proposition n'ayant pas été acceptée, je continuai la manœuvres de lithotritie, et les malades succombèrent. Une de ces trois pierres fut seulement retirée par la taille, pratiquée *in extremis;* les deux autres furent extraites après la mort (1).

Ici, bien plus que dans les cas précédents, on aperçoit des dépôts terreux très-abondants dans les perforations et sur les surfaces des fragments. On a de la peine à distinguer la couleur et la structure de ces débris.

Ces faits attestent la puissance du trilabe. Mais ils furent pour moi un avertissement du danger qu'il y a à appliquer la lithotritie aux cas de pierres dont la destruction exige un long traitement.

L'action du trilabe est complexe; il faut, pour s'en rendre compte, connaître le mécanisme de l'instrument. Il agit en perforant, en excavant la pierre; la pression seule, ou combinée avec cet évidement, amène la fragmentation. Les petits calculs sont brisés par le rapprochement des trois bran-

(1) La pierre n° 10 est celle du malade Cornn. Les détails de l'opération ont été consignés dans mon ouvrage sur la lithotritie, p. 116, Paris, 1827, in-8. C'est la première opération pratiquée par moi, pour une grosse pierre, sur le vivant. Celle-là a une longueur de 51 millimètres, et 42 millimètres de large. Elle m'avait paru moins volumineuse entre les branches du trilabe. C'est sur la partie centrale que porta la tête du perforateur. Pour les commentaires auxquels donna eu ce fait, voir 3ᵉ et 4° lettres sur la lithotritie.

ches, en poussant avec force la tête du lithotriteur contre le calcul solidement retenu par les crochets du trilabe. Pour les grosses pierres, quand elles sont fixées, on commence par les excaver; cette sorte d'évidement diminue la force de cohésion, et l'écrasement devient facile.

Le produit des perforations est de la poudre d'autant plus fine que la pierre est plus dure. Lorsque celle-ci est friable, la poudre est grossière, et il y a beaucoup d'éclats; mais ces éclats ne se produisent qu'après des perforations multipliées.

Les instruments courbes agissent toujours sur la pierre de la même manière. Qu'on agisse par la pression ou par la percussion, c'est toujours une force qui tend à disjoindre les éléments de la pierre. On obtient des éclats ou des débris qui varient d'après la forme et la disposition des branches du forceps et d'après la manière dont elles s'appliquent sur le calcul.

On voit que ces débris sont trop gros pour pouvoir passer par l'urèthre. Il faut donc, après avoir attaqué la pierre par la perforation et la pression combinées, procéder à l'écrasement des débris, et compléter ainsi l'opération.

Deuxième série. — Pierres attaquées dans la vessie au moyen du forceps fenêtré et du lithoclaste.

N° 11. — Calcul retiré après la mort, dur, cassant, morcelé avec le lithoclaste, par la simple pression de la main. On voit à côté le plus gros des éclats qui furent détachés dans cette tentative. La couche grise qui recouvre le calcul et le fragment s'est formée pendant les six semaines écoulées depuis la tentative de broiement jusqu'à la mort.

N° 12. — Fragment d'un pierre dure, à noyau distinct. Couleur particulière. Structure lamellée, très-serrée. Après plusieurs séances de lithotritie, un fragment du calcul s'engagea dans l'urèthre. Je fus obligé de pratiquer la boutonnière et de dilater le col de la vessie. Cette pierre n'est pas sans analogie avec la précédente.

N° 13. — Grosse pierre très-dure et cassante, sphéroïde, aplatie, à structure lamellée, morcelée à l'aide d'un fort lithoclaste à écrou brisé. A la suite de la première séance, des contractions énergiques se manifestèrent. A la contractilité persistante de la vessie s'ajouta un catarrhe, et le malade fut taillé. On remarquera sur la cassure de la pierre une couche grise et granuleuse, résultat de la phlegmasie vésicale.

N° 14. — Quatre éclats de grosses pierres attaquées au moyen d'un gros forceps. Après deux séances, les douleurs augmentèrent, et je fus obligé de tailler le malade. Huit pierres furent extraites, dont quatre entières et celles qu'on a sous les yeux, remarquables par leur structure. On peut voir sur chacune d'elles les effets de la pression. Quand il y a plusieurs pierres dans la vessie, on est exposé à essayer la lithotritie dans des cas où elle ne convient pas.

N°ˢ 15, 16, 17. — La première de ces pierres est remarquable par sa structure. Le noyau, très-dur, est isolé par une espèce de capsule grise qui le sépare de l'écorce lamellée, très-dure. La suivante est granulée et poreuse, friable. La dernière est d'une structure composée, avec prédominance des granules. Soumises à l'action des instruments, ces pierres furent fortement entamées ; mais les accidents qui survinrent empêchèrent de continuer le traitement par la lithotritie. Il fallut recourir à la taille dans deux cas sans succès. L'autre pierre fut extraite après la mort.

A la suite de ces calculs numérotés, on a placé des éclats qui diffèrent entre eux par la forme, le volume, la consistance, la composition. Ces débris montrent de quelle manière agit le forceps fenêtré, par pression ou par percussion.

CARTONS N⁰ˢ 21, 22, 23.

RÉSULTATS MATÉRIELS DE LA LITHOTRITIE (FRAGMENTS ET DÉBRIS).

Les quatre cartons qui suivent présentent une collection choisie de débris pierreux, rendus spontanément par les malades, après l'application des instruments lithotriteurs.

Les échantillons, au nombre de 116, représentent à peu près toutes les variétés ordinaires sous le rapport de la configuration, du volume et de la couleur.

Quant à celle-ci, c'est le jaune qui prédomine, mais avec des teintes variées (1). Il est d'autant plus net, que l'acide urique s'éloigne moins de l'état de pureté, et que la structure du calcul est plus régulière. La régularité de structure est généralement en rapport avec l'homogénéité de composition. Les concrétions d'acide urique pur, quel que soit leur volume, diffèrent par la teinte des premiers grains. On peut en juger par ces deux petits tas de sable fin, d'une teinte presque rouge brique. Je les ai placés ici comme termes de comparaison.

En comparant les teintes respectives des tas distribués sur ces derniers cartons, on reconnaîtra, qu'à l'exception d'un très-petit nombre de cas, la teinte des concrétions d'acide urique et de ses composés s'affaiblit et s'altère à mesure que le calcul augmente de volume.

(1) La couleur du calcul dépend de la nature de ce dernier ; la couleur jaune des calculs de cystine est caractéristique.

Du reste, ce sont les éclats les plus volumineux qui représentent le plus fidèlement la véritable teinte de la pierre. A mesure qu'on réduit les fragments, les teintes varient.

Quant à la forme des débris pierreux, elle ne varie pas moins que leur couleur; ces variétés de formes tiennent à des causes diverses.

Remarquons, en premier lieu, que quand la pierre est en même temps dure et cassante, le morcellement ou le broiement produit beaucoup moins de poudre que d'éclats. Ceux-ci présentent une cassure régulière, à angles tranchants.

Les calculs lamellés, à structure très-serrée, non cassants, attaqués par le trilabe, produisent, au contraire, plus de poudre fine que d'éclats. La poudre est plus grossière quand on se sert du lithoclaste.

Les calculs granulés, à structure poreuse ou spongieuse, donnent plus de poudre que d'éclats, quelle que soit d'ailleurs la composition de la pierre. Il en est ainsi de toutes les pierres à texture lâche, dont la plupart se désagrégent facilement.

La forme des débris varie aussi suivant les instruments dont on se sert pour opérer. Avec le trilabe, on obtient principalement de la poudre fine. Avec le lithoclaste à mors plats et larges, agissant par pression, la poudre est grossière et les débris sont réguliers.

Quand on se sert du forceps fenêtré et qu'on emploie le procédé de la percussion, les éclats sont aplatis, irréguliers, à bords tranchants.

Il n'est pas indifférent de noter la quantité de débris réunis dans chaque tas. Cette quantité a, en effet, une importance pratique. Remarquons ici que chacun de ces tas ne renferme pas intégralement tous les éclats et les débris rendus par les opérés. Il ne faudrait donc pas juger d'après ces débris du volume réel de la pierre ou des pierres broyées.

Outre que la plupart des malades tiennent à conserver, comme un souvenir de leurs souffrances et de leur délivrance, une partie des débris expulsés avec les urines pendant le traitement, la poudre fine et les détritus ne sont pas le plus souvent recueillis. Or, nous avons dit que ces débris fins peuvent être très-considérables, suivant la nature de la pierre et l'action des instruments. Ainsi, les tas les plus gros ne contiennent pas, à beaucoup près, toute la substance de la pierre.

Faisons maintenant quelques remarques pratiques sur ces débris pierreux qui peuvent rendre compte de certaines particularités du traitement.

En général, le nombre des séances de lithotritie varie entre cinq et six, pour les cas ordinaires. Ces séances ne durent pas plus de cinq minutes. La masse que représente à peu près chacun des tas de cette collection peut donner une idée de la puissance des instruments et de leur action sur les concrétions urinaires dans un temps déterminé.

Il va sans dire qu'on retrouve dans les éclats et les débris pierreux les variétés de composition et de structure qui distinguent les calculs de chaque série; de sorte que ces débris offrent aussi de l'intérêt à l'observateur qui étudie les caractères divers des concrétions urinaires.

Une autre remarque qui intéresse à la fois le praticien et le physiologiste, c'est que le canal de l'urèthre, dans les cas les plus ordinaires, est assez dilatable pour livrer passage à des éclats volumineux et d'une configuration irrégulière. Ajoutons que, le plus souvent, ces éclats sont rendus sans difficulté et sans beaucoup de douleur.

DÉBRIS PIERREUX (calculs de la 2e classe).

Ces deux cartons présentent un certain nombre de débris de pierres calcaires ou de phosphate ammoniaco-magnésien, rendus avec les urines à la suite de la lithotritie, ou retirés par la taille.

La couleur gris-cendré, blanche ou brunâtre, de ces débris ne diffère pas notamment de ce qu'on observe dans les graviers de la même classe.

On distinguera aisément les graviers qui figurent dans quelques tas à côté des éclats, à leur surface lisse, polie, sans arêtes.

Les éclats de calculs de la première classe sont plus anguleux et recouverts d'une couche de matière grise ou brune. Du reste, ces pièces présentent aussi des modes de structure, analogues à ceux qui ont été précédemment indiqués.

Calculs morcelés dans la vessie par des procédés mécaniques. — Les planches de cette série présentent une collection : 1° de débris pierreux rendus par l'urèthre, après la lithotritie ; 2° de calculs extraits par la taille ou retirés de la vessie, après la mort, et qui portent la trace des instruments dont ils ont subi l'action :

1° Débris et fragments de calculs morcelés dans la vessie et rendus avec l'urine ou extraits par l'urèthre.

Il s'agit, ici, des cas de lithotritie. On connaît les résultats de cette opération. Je me borne à présenter plusieurs échantillons de débris, qui donnent une idée exacte de l'action des instruments lithotriteurs sur la pierre.

Les débris et fragments, compris dans les neuf premiers numéros, sont formés d'acide urique, les uns de structure granulée et friables ; les autres lamellés, durs, cassants.

Les débris qui viennent à la suite diffèrent par leur nature et leur structure ; quelques-uns sont très-denses ; d'autres, au contraire, très-faciles à morceler. Les fragments des numéros 4, 5, 6 et 9 sont remarquables par la masse et par le volume ; des éclats de plusieurs d'entre eux du numéro 5 ont été rendus par une femme.

On n'a qu'à comparer ces éclats des graviers sortis spontanément par l'urèthre, pour se convaincre de la fausseté des idées reçues sur la capacité et la dilatabilité du canal de l'urèthre. Il est bon de savoir jusqu'où peut aller cette faculté de dilatation, dans les cas où la vessie expulse naturellement les graviers, pour se guider dans la pratique de la lithotritie, en tenant compte, bien entendu, de la configuration des fragments.

Presque tous les calculeux qui sont opérés par la lithotritie rendent leur pierre en poudre grossière ; en général, les gros débris ou les fragments volumineux qui s'y trouvent mêlés ne présentent que des angles peu saillants. Cette disposition tient aux instruments qu'on emploie pour briser la pierre. L'effet ordinaire du lithoclaste à mors plats et larges, et surtout du trilabe, est de réduire le calcul en une poudre à gros grains. Point de difficulté, par conséquent, pour le passage à travers l'urèthre. Quand l'opération a été faite selon les règles et avec de bons instruments, il est rare que des éclats s'arrêtent dans l'urèthre.

Mais cela ne manque pas d'arriver, lorsqu'on se sert d'instruments tels que le percuteur, le forceps fenêtré et autres analogues, qui agissent sur le calcul par des bords presque tranchants qui l'écornent ou l'écaillent. C'est dans ces cas, trop fréquents malheureusement, qu'on observe des fragments aigus, aplatis, triangulaires, à arêtes saillantes et presque tranchantes. On peut en voir ici quelques échantillons.

CARTON N° 24

ÉCLATS DE GROSSES PIERRES MORCELÉES DANS LA VESSIE
APRÈS LA TAILLE.

Sur le dernier de ces cinq cartons, j'ai réuni des débris et
des éclats provenant des grosses pierres qui n'ont pu être extraites, à cause de leur volume, qu'après avoir été fragmentées dans la vessie, à l'aide de l'appareil supplémentaire dont
je me sers quelquefois dans l'opération de la taille. J'ai parlé
ailleurs du morcellement des grosses pierres vésicales dans la
cystotomie. Je ne donnerai ici que les résultats qu'on obtient
par ce nouveau procédé opératoire.

N° 1. — Pierre moyenne extraite de la vessie d'un enfant.
Elle a été écornée seulement par la tenette-forceps. Ce cas
est le premier où j'ai fait usage de l'appareil combiné.

N° 2. — Grosse pierre plate, très-dure. La perforation a
agi dans le sens de la longueur. La pierre, très-bien placée
entre les mors de la tenette, a éclaté en deux parties inégales.

N° 3. — Grosse pierre à structure lamellée, cassante.
Après avoir résisté longtemps à une forte pression, elle fut
attaquée par le foret, dont on aperçoit la trace sur le gros
fragment. Le morcellement s'est opéré avec facilité.

N° 4. — Grosse pierre oblongue, aplatie, à structure mixte.
Mal placée d'abord dans la tenette, elle se déroba par deux

fois ; elle fut attaquée une troisième fois par le foret. L'écartement des anneaux de la tenette frappa les assistants ; on pouvait à peine placer la griffe. La perforation préalable dura sept minutes. Le foret à éclatement fut substitué au foret simple; à mesure que celui-ci pénétrait, on entendait le bruit de craquement : enfin, la pierre éclata. Les premiers fragments furent retirés sans peine ; le plus gros fut saisi avec une tenette ordinaire, et extrait non sans difficulté.

N°s 5 et 6. — Débris de deux énormes pierres, d'une consistance moyenne, d'une composition analogue, qui remplissaient la vessie. La perforation a porté sur le centre; la masse a éclaté dans tous les sens. Le morcellement se fit sans difficulté, mais la manœuvre fut longue. L'un des deux malades succomba quelques jours après l'opération. On voit parfaitement les traces du foret sur deux des fragments.

Au double point de vue de la manœuvre et de l'action des nouveaux instruments sur les pierres dures et volumineuses, ces premiers cas offrent beaucoup d'intérêt. Ils présentent une démonstration frappante de l'utilité de ce procédé opératoire. L'extraction des fragments volumineux prolonge l'opération et provoque des souffrances. J'ai compris la nécessité de morceler ces fragments et l'utilité d'employer la tenette-forceps pour l'extraction des débris. Le meilleur moyen, en cas de difficulté, est l'application de cet appareil qui morcelle les fragments trop volumineux. Lorsque la pierre est plate, il est difficile de la bien placer entre les mors de la tenette, et plus difficile encore de maintenir le perforateur dans la direction du centre. Dans ce cas, on pratique une perforation préalable. (Voir, parmi les cas rares, les fragments d'une grosse pierre que j'ai retirée de la vessie d'un général russe.)

N° 7. — Fragments d'une pierre murale fort dure et mamelonnée à sa surface. La perforation n'a pas présenté plus de difficulté que l'éclatement. L'éclatement au moyen du foret conique est toujours facile. Il n'y a que la première perforation à l'aide de l'archet, quand la pierre est dure, qui soit longue et fatigante pour l'opérateur.

Nᵒˢ 8, 9 et 10. — Débris partiels de grosses pierres morcelées dans la vessie par le foret à éclatement, sans perforation préalable. Le premier contact des instruments semblait indiquer qu'elles étaient friables. Je fis de vains efforts pour les écraser avec la tenette. Le foret conique n'avait pas pénétré d'un centimètre, qu'elles se brisèrent; et la pression de la tenette suffit pour réduire les éclats en débris. Les pierres dont la croûte seule est résistante ne sont pas rares.

Nᵒ 11. — Cas analogues. Ces débris proviennent de la pierre d'un malade opéré à l'hôpital Necker, le 19 avril 1864. La pression d'une grosse tenette à crochet restant sans effet, j'appliquai le foret conique. Dès qu'il eut pénétré à la profondeur d'un centimètre, la pierre éclata. Les éclats furent brisés par la simple pression.

Nᵒ 12. — Le tiers à peu près des débris d'une énorme pierre que je morcelai à l'hôpital Necker en 1863. Même manœuvre et même résultat que dans le cas précédent.

Nᵒˢ 13 et 14. — Deux grosses pierres, qui diffèrent par la composition et par la structure. Elles ont cédé à une seule perforation.

On remarquera la structure de ces pièces à l'intérieur. Elle est intéressante au point de vue de l'action de l'instrument. Lorsqu'on divise une pierre avec le coin et le marteau, les instruments agissent de dehors en dedans. Ici, au contraire, l'action véritable se produit en sens inverse, elle est centrifuge. C'est ce qu'on peut voir plus nettement sur les fragments de calculs lamellés.

CARTON N° 25

CALCULS FAUX. CORPS ÉTRANGERS RETIRÉS DE LA VESSIE.

J'ai passé en revue, dans le *Traité de l'affection calculeuse* (1), la plupart des corps étrangers qui peuvent pénétrer dans la vessie, soit par les voies naturelles, soit autrement. Aux faits nombreux qu'on trouve dans les auteurs, je pourrais ajouter les faits qu'il m'a été donné d'observer dans ma pratique. Aiguilles à coudre et à tricoter, poinçons, épingles, balles, corps métalliques filiformes, tiges de fer, tubes de verre, étuis à aiguilles, fragments d'os, bougies et sondes, morceaux de bois, cordons, lanières de cuir, épis de graminées, fétus de paille, tiges de plantes, tentes et bourdonnets de charpie, tuyaux de pipe, noyaux de fruits, poils et plumes : tels sont les corps étrangers qu'on trouve le plus souvent dans la vessie venant du dehors, et qui, indépendamment des désordres graves qu'ils occasionnent le plus souvent, peuvent provoquer la formation d'un calcul urinaire.

Je me suis borné à recueillir sur ce dernier carton quelquesuns de ces objets qui peuvent sans doute pénétrer dans la vessie par accident, mais qui témoignent le plus souvent d'une aberration du sens génésique.

La plupart de ces corps étrangers qui séjournent quelque temps dans la vessie ne tardent pas à se recouvrir de matiè-

(1) Chap. III, art. II, *Noyaux venus du dehors*, p. 78-113.

res solides, déposées par les urines; ce sont des noyaux artificiels, qui n'excluent point l'emploi de la lithotritie, pourvu que les instruments lithotriteurs puissent les briser ou les morceler sans trop d'efforts.

J'ai opéré un grand nombre de malades dont les calculs avaient pour noyaux des objets venus du dehors. Les débris du noyau se retrouvent dans la masse des détritus du calcul : ces détritus, dans la plupart des cas, sont formés de phosphates terreux.

Si le noyau de la pierre est une épingle, une aiguille, un cure-oreille, une tige métallique ou tout autre corps analogue, il faut commencer par broyer le calcul et procéder ensuite à l'extraction du corps étranger par les procédés que j'ai exposés ailleurs (1).

Les calculs qui se forment autour d'un corps venu du dehors ont une structure particulière. La matière calculeuse est ordinairement un dépôt calcaire informe et peu consistant, assez semblable à celui qu'on observe à l'extrémité des sondes flexibles qui ont séjourné longtemps dans la vessie (2).

Ces calculs à noyau artificiel déroutent un peu nos idées sur la configuration et la structure des concrétions urinaires. C'est ainsi que les corps allongés, tels qu'épingles, aiguilles, tiges de fer, tubes de verre, servant de noyau à des pierres vésicales, même volumineuses, ont leurs extrémités rarement recouvertes : bien plus, quelques-uns de ces corps sont extraits sans qu'on y remarque la moindre trace d'incrustation. Ce fait contraste avec ce qu'on observe, par exemple, dans les cas de pierre longue mamelonnée, où les dépôts de l'urine se font sur les points les plus excentriques.

(1) Voir *Traité de la lithotritie*, p. 233-255, et le *Parallèle*, p. 281 et suiv.

(2) Voir aux cas rares deux pierres, dont l'une a pour noyau une lanière de cuir, et l'autre, les débris d'un kyste ovarique.

Ces pointes ou mamelons aigus des grosses pierres pénètrent quelquefois dans les parois vésicales, dans la prostate; on en a vu même qui faisaient saillie au dehors; tandis qu'on voit de grosses pierres formées autour d'aiguilles, d'épingles dont les pointes dépassent la masse calculeuse, sans occasionner d'accidents. Et ce ne sont pas seulement les corps polis, métalliques qui offrent cette particularité ; on a vu des morceaux de bois autour desquels s'étaient formées des pierres volumineuses, et dont les extrémités n'étaient pas recouvertes.

Pour les fragments d'os qui se trouvent au centre de quelques calculs, si l'on peut quelquefois en reconnaître la provenance et en suivre en quelque sorte la marche, on ne sait pas dans d'autres cas comment ils sont parvenus dans le réservoir de l'urine, tant ces fragments sont déformés (1).

Parmi les corps étrangers introduits dans la vessie, il ne faut pas oublier les cailloux : j'en ai réuni quelques-uns sur ce carton; ils appartenaient tous à des femmes, et l'on voit qu'ils ont été rendus ou qu'ils ont été extraits à peu près tels qu'ils avaient été introduits. Une femme me remit un jour des calculs qu'elle avait rendus, et qui renfermaient du pyroxène. M. Boussingault parle d'un calcul expulsé par une femme de Bogota, et qui contenait de l'oxyde de fer, de l'alumine, de la silice et de la chaux. M. Frommberg a donné l'analyse d'un petit calcul de carbonate calcaire, dont un grain de quartz formait le noyau. On voit combien les calculs urinaires diffèrent des cailloux, rien que par l'aspect. Les calculs, quoi qu'on ait dit, ne résistent jamais à la pression des instruments; la dureté des concrétions urinaires n'est donc pas un obstacle insurmontable dans la lithotritie. Il n'en est pas de même des pierres introduites dans la vessie :

(1) Voir *Traité de l'affect. calcul.*, p. 92.

on connaît l'exemple de cette femme dont la vessie contenait des cailloux siliceux qui résistèrent aux plus fortes pressions.

Ces pièces présentent plus d'intérêt qu'on ne croirait à première vue ; elles contribueront à déraciner bien des préjugés et à renverser des théories erronées.

Sous le rapport du diamètre, de la dilatabilité et de la direction de l'urèthre, les applications de la lithotritie ont introduit, dans la science, des opinions qui ne sont pas encore admises, bien qu'elles reposent sur des bases solides.

Quant au diamètre du canal, il est évident qu'on ne croit pas à la possibilité d'expulser librement des fragments tels que ceux que je présente ici.

CATALOGUE

DES

INSTRUMENTS A MON USAGE

POUR LES OPÉRATIONS DE LA LITHOTRITIE
ET DE LA CYSTOTOMIE (1)

Après avoir étudié les concrétions urinaires qui forment cette collection, l'observateur verra sans doute avec intérêt les instruments dont je me sers pour opérer. Je les ai réunis dans des compartiments particuliers (2).

On s'est fait de mes instruments une idée si inexacte, que j'ai cru devoir les exposer, afin qu'à l'exemple de Scarpa, on se rendît compte des résultats que j'obtiens. (*Traité de la lithotr.*, p. 437.) Avec ces instruments sous les yeux, on comprendra facilement leur mécanisme et leur action sur la pierre. La démonstration par les pièces est évidente.

(1) En traitant du choix des moyens dans un chapitre du *Guide pratique*, je n'ai pas abordé les questions de détails relatifs à la construction des instruments lithotriteurs, parce que ces détails seront mieux compris ici, où l'on a tous les objets eux-mêmes, et qu'on peut parler tout à la fois aux yeux et à l'intelligence. C'est ce qui explique les développements minutieux dans lesquels je suis entré.

(2) La plupart des services de chirurgie reçoivent de l'administration des hôpitaux les instruments indispensables pour les opérations. L'administration m'a offert des instruments pour es besoins du service spécial de l'hôpital Necker Je l'ai remerciée de son offre obligeante, et j'ai pensé qu'il serait plus utile de placer dans ce service la collection complète de mes moyens opératoires, pour servir aux démonstrations cliniques.

INSTRUMENTS DROITS

Le Trilabe. — Cet instrument, qui est le premier, dans l'ordre chronologique, a été employé exclusivement durant la deuxième période de la lithotritie, de 1824 à 1836. Je parle du trilabe qui réunit les conditions désirables et qui a été appliqué avec succès à un grand nombre de malades. Quant aux autres instruments du même nom, après en avoir dit merveille, on a renoncé à s'en servir ; mais l'opinion a été égarée, et les plus habiles sont encore sujets à confondre des moyens opératoires qu'il importe de distinguer (1).

Pour plus de clarté, j'exposerai successivement toutes les pièces dont se compose l'instrument, puis l'instrument tout entier, monté et fonctionnant.

PREMIER COMPARTIMENT

— On voit ici toutes les pièces qui s'agencent pour former le trilable. Les principales sont :

a. — Une gaine ou un tube avec un renflement à languette, une rondelle, une vis de pression et une boîte à cuir.

b. — Un autre tube en acier qui s'introduit dans le précédent, divisé dans le sens de sa longueur, en trois parties égales qui se détachent en quelque sorte de la tige. Ce sont les branches élastiques, recourbées en dedans ; chacune d'elles se termine par un crochet.

Quand on emploie le trilabe, la pierre se trouve fixée

(1) Voir *Traité de la lithotr.*, p. 392, les *Lettres*, le *Parallèle*, et dans le *Guide pratique*, le chapitre : *Choix des moyens.*

entre les branches de l'instrument, assez solidement pour ne pas se dérober pendant la perforation et l'écrasement. Aucun appareil n'égale le trilabe pour remplir l'indication essentielle, qui est de saisir la pierre et de la fixer solidement.

L'écrasement, avec ou sans perforation préalable, se pratique par l'action simultanée des branches, que l'on rapproche en faisant glisser sur elles la gaîne. Le perforateur agit de concert avec elles; et dans ce cas l'écrasement et la perforation se combinent.

Le perforateur est une tige d'acier glissant dans le second tube, et dont l'extrémité, qu'on aperçoit entre les branches de la pince, est disposée pour la perforation.

A l'autre bout du porte-pince, on voit une rondelle et une boîte à cuir.

La poulie, le tour-en-l'air et l'archet complètent l'appareil.

L'Instrument monté. — La tige creuse terminée par les branches de la pince est introduite dans la gaîne. On place la rondelle, on introduit la tige du lithotriteur, et l'on adapte la poulie.

Lorsque l'instrument est ouvert, on voit les trois branches de la tige d'acier hors de la gaîne et écartées. Au milieu des branches de la pince, apparaît le perforateur à tête, dont la tige glisse aisément dans le tube porte-lames.

A l'extrémité opposée du trilabe, est l'armature : deux rondelles avec leur boîte à cuir, la poulie et la vis de pression.

Quand l'instrument est fermé, les branches de la pince ne rentrent pas entièrement dans la gaîne extérieure : elles se placent dans les entailles du lithotriteur. Les crochets qui les terminent chevauchent les uns sur les autres.

La deuxième rondelle, qui est rapprochée de la première, lorsque le trilabe est ouvert, comme on le voit sur les instruments chargés, s'en éloigne et touche presque la poulie.

Manœuvre. — L'instrument étant introduit, on desserre la vis de pression, puis on pousse la deuxième rondelle ; et les trois branches de la pince sortent de la gaîne en s'écartant. On sent la pierre, et on la saisit aisément.

Les petits calculs se placent comme d'eux-mêmes entre les branches de l'instrument médiocrement écartées et portant sur le fond de la vessie. On s'assure, au moyen du foret, que le calcul se trouve entre les branches. Il suffit de rapprocher celles-ci en faisant glisser la gaîne, sans les déplacer, pour que le calcul se trouve pris.

Quand le calcul est petit, il entre dans l'instrument par les intervalles qui séparent les branches de la pince, ou par l'ouverture qui résulte de leur écartement.

Quand le calcul est volumineux, on le fait entrer dans l'instrument largement ouvert près du col de la vessie, en poussant les branches contre lui, d'avant en arrière. La pierre n'est pas toujours parfaitement embrassée par la pince ; mais les crochets des trois branches la retiennent si bien qu'elle ne saurait se dérober, à moins qu'elle n'ait un volume extraordinaire, une configuration défavorable, ou qu'elle n'ait été mal saisie. C'est ici le lieu d'appeler l'attention de l'observateur sur le mouvement des branches et sur l'action des crochets qui servent à fixer la pierre.

Pour faciliter la démonstration, je place ici divers instruments de la même espèce portant chacun une pierre d'un volume proportionné à sa puissance.

N° 1. — Les crochets de la pince s'appliquent fortement à la surface de la grosse pierre qui est entre les branches. Elle n'est pas cependant fixée solidement, et elle se déroberait, si l'on exerçait une forte pression pour la perforer. C'est dans ces cas que l'emploi du trilabe devient à peu près impossible.

Dans les cas suivants, il n'y a plus la même disproportion entre le volume de la pierre et la puissance de l'instrument. On voit comment les griffes du trilabe s'appliquent sur le calcul entier ou fragmenté, de manière à le retenir solidement.

Avec quelque force qu'on agisse pour briser la pierre, on n'a point à craindre la déformation ou la fracture de l'appareil. On peut en toute confiance briser et perforer au besoin les calculs placés entre les branches.

Remarquons que dans l'écrasement de la pierre par l'action combinée de la tête du foret et de la pince trilabe, l'effort porte plus particulièrement sur la portion recourbée de l'instrument, qui offre en cet endroit une grande résistance. L'action produite tend à redresser les branches et non à les écarter.

Ce n'est pas dans les traités élémentaires de chirurgie que l'on trouvera l'explication de cette action combinée de la tête du foret et des crochets du trilabe.

En résumé : tube extérieur servant de gaîne à une pince à trois branches armées de crochets ; perforateur à tête glissant dans le porte-lames ; poulie, rondelles, archet. Telles sont les principales pièces d'un trilabe.

Quand l'instrument est construit de manière à réunir les conditions de ceux qu'on a sous les yeux, on saisit aisément la pierre et on la fixe en l'isolant. Si elle est petite, on l'écrase par la pression ; si elle est dure et volumineuse, la perforation préalable facilite l'écrasement.

Pour remplir la première indication, on appuie la paume

de la main sur la poulie, on pousse le lithotriteur contre la pierre, retenue par les crochets, et celle-ci est brisée.

Si elle résiste, on exécute un mouvement de rotation, comme pour égruger du sel dans un mortier, et elle se désagrége.

Les instruments chargés qu'on a sous les yeux et les pierres attaquées dans la vessie par le trilabe (Carton 20), rendent parfaitement compte de l'action de l'instrument et des divers temps de la manœuvre.

Le chirurgien connait le diamètre de la pierre saisie par l'instrument, soit d'après l'écartement des branches, soit d'après la profondeur à laquelle pénètre la tête du perforateur. Les mesures sont indiquées par une échelle graduée que l'on aperçoit à l'extérieur de l'appareil.

On comprend l'action des rondelles servant de poignée, de la vis ·de pression, des boîtes à cuir, de la poulie et de la gaine.

Le tour-en-l'air et l'archet sont des accessoires qui s'adaptent à tous les trilabes. On ne s'en sert pas lorsqu'on emploie des trilabes d'un petit calibre pour extraire les petits calculs et les petits éclats de pierre.

DEUXIÈME COMPARTIMENT

On peut considérer comme des pièces de rechange les trilabes divers que j'ai réunis avec leurs forets dans ce compartiment.

Ces instruments ont été construits, comme tous les autres, selon les règles de la méthode opératoire. On peut donc s'en servir dans la pratique. On les voit ici démontés pour la facilité de la démonstration et la plus claire intelligence de la manœuvre. Ces pièces feront mieux comprendre le ·mécanisme et l'action des instruments tout armés, montés et chargés du premier compartiment.

Les pinces à deux branches et à gaîne sont d'un emploi fréquent et commode, tant pour la vessie que pour l'urèthre.

a. — Pinces à deux branches, droites et courbes, pour l'urèthre.

Toutes ces pinces sont munies d'un stylet central à tête, dont l'utilité a échappé, paraît-il, à beaucoup d'opérateurs. Il sert à constater la présence du calcul, d'un fragment de calcul ou de tout autre corps étranger qui s'engage entre les branches de l'instrument, et à le repousser s'il ne peut être extrait.

Dans nombre de cas, la tête du stylet fait l'office d'un coin. En tirant dessus, on écarte les branches de la pince. Le stylet peut être remplacé par un petit lithotriteur.

b. **Pinces à deux branches pour la vessie.** — Ces pinces, droites ou courbes, diffèrent des précédentes par leur extrémité libre et par la disposition des branches.

Les unes sont plates, les autres creusées en cuiller. Celles-ci servent à ramasser les petits débris pierreux qui sont restés dans la vessie ; celles-là servent à saisir des calculs ou des fragments pierreux arrêtés au col de la vessie.

Les formes de ces instruments varient selon les besoins de la pratique (1).

Les branches de ces pinces s'appliquent d'autant mieux sur la pierre ou sur l'objet à saisir, que l'extrémité libre est tournée en dedans. Il n'en est pas ainsi des pinces dont les deux branches écartées représentent exactement un V : elles

(1) Voir le *Traité de la lithotritie.*

ne retiennent pas la pierre ; celle-ci se dérobe quand on les rapproche (1).

Pour la vessie, on emploie rarement aujourd'hui les pinces à deux branches. Cependant j'ai conservé et je dépose ici divers modèles qui m'ont été utiles.

Dans beaucoup de cas, au lieu d'un stylet à tête lisse, j'ai employé un petit lithotriteur, afin d'écraser plus facilement le corps placé entre les branches de l'instrument lorsqu'il est trop volumineux.

Dans ces mêmes circonstances, j'ai employé, au lieu du bilabe, un trilabe ou une pince à trois branches plates et minces, faiblement recourbées, avec lesquelles on saisit plus promptement les petits calculs.

La manœuvre est facile et sûre. Il me souvient que dans une opération de ce genre, un chirurgien anglais fut si enthousiasmé du résultat, qu'il alla sur-le-champ chez le fabricant commander un instrument semblable à celui dont je m'étais servi.

Dans plusieurs de ces extractions, j'ai employé un procédé plus utile en apparence qu'en réalité. Il consiste à introduire préalablement un gros tube dans l'urèthre, jusqu'à la vessie, de façon à retirer les débris sans fatiguer le canal. Mais cette manœuvre spécieuse en théorie est confuse, et j'y ai renoncé. Du reste, ce procédé ne serait applicable que dans les cas de paralysie de la vessie.

Remarquons que l'écoulement de l'urine ou du liquide de l'injection, pendant l'extraction des débris pierreux, avec une pince à deux branches, est sans inconvénient.

Ces instruments sont dépourvus de boîtes à cuir.

(1) Voir *Parallèle*, pl. I, fig. 15, 16 et 20, représentant les instruments d'Astley Cooper et de Daniel Episcope.

TROISIÈME COMPARTIMENT

J'ai exposé ailleurs les motifs qui m'empêchèrent de faire connaître mes instruments lithotriteurs, avant d'en avoir fait publiquement l'application sur l'homme vivant.

On pense bien que les instruments que j'exhibai pour la première fois, le 13 janvier 1824, n'étaient pas sortis spontanément de ma trousse, au moment même de l'opération. Bien des essais avaient précédé cette première application. J'avais consacré six années consécutives aux travaux préliminaires, c'est-à-dire à l'invention et au perfectionnement des moyens applicables au traitement des calculeux par la nouvelle méthode. Cette période expérimentale de la lithotritie était indispensable (1). A partir de 1824, toutes mes recherches furent dirigées vers les applications de la nouvelle méthode. Dès cette époque, mes instruments suffisaient aux besoins de la pratique; ils avaient atteint un haut degré de perfection. J'ai cependant tenu compte des changements introduits ou proposés par mes confrères; je les ai même expérimentés (2).

Mes premières pinces étaient à quatre branches. Je renonçai de bonne heure à m'en servir. Mais, lorsqu'on eut réussi, en 1827 et 1828, à persuader à quelques chirurgiens que les pinces à quatre ou à un plus grand nombre de branches méritaient la préférence, je repris mon quadrilabe pour expérimenter de nouveau; je le comparai avec ceux que l'on proposait, et qui différaient en quelques points, et mes expériences me conduisirent à abandonner ces instruments. J'en

---

(1) *Voir* mon premier ouvrage et mes *Lettres sur la lithotritie.* — Rapport de Percy, présenté à l'Académie des sciences en 1824, et *Traité de la lithotritie,* p. 392 et suiv. (1847).

(2) *Voir* dans l'ouvrage cité, l'*Histoire de la lithotritie,* p. 401.

dirai autant des pinces à branches mobiles et indépendantes.

J'ai exposé ici quelques modèles de ces instruments sans importance, que j'ai fait connaître d'ailleurs en temps opportun (1). Je m'appliquai avec plus de soin à l'examen des forets nouveaux, dits à développement, sur lesquels on fondait de grandes espérances. Ils devaient servir à perforer la pierre, à l'évider, à l'excaver, à la réduire à une véritable coque. Avec ces préliminaires, l'écrasement n'était qu'un jeu, suivant les auteurs.

On crut un moment avoir atteint le but. La déclaration en fut faite à l'Académie, et l'auteur de ce perfectionnement reçut une forte récompense. Je n'en continuai pas moins mes expériences qui me prouvèrent, en définitive, qu'on s'était trop hâté de donner comme certain un résultat illusoire.

J'ai publié les détails de ces expériences. On voit ici divers modèles d'instruments dont je m'étais servi, et qui furent abandonnés comme tous les autres. Je revins aux forets simples, à tête plus ou moins excentrique, dont l'emploi est consacré par l'expérience.

Les modèles de forets courbes et simples que je présente ici résument toutes les variétés auxquelles j'ai eu recours dans ma pratique.

L'emploi des perforateurs les plus excentriques me conduisit à donner une courbure à la partie du trilabe qui ne rentre pas dans la gaîne. J'ai conservé trois modèles de ces trilabes courbes, que j'ai dû abandonner, malgré l'avantage qu'ils m'offraient d'attaquer la pierre sur une large surface. Lorsque la pierre n'est pas arrondie, l'extrémité du foret, dans son mouvement de rotation, heurte contre les branches. C'est le même inconvénient qui a rendu inutile l'ins-

(1) *Voir* la 2ᵉ *Lettre sur la lithotritie* et la planche; *Traité de la lithotritie,* p. 6, fig. 1.

trument appelé *mandrin à virgule*, sur lequel l'on avait fondé de si grandes espérances (1).

L'observateur remarquera les perforateurs excentriques, dont la surface dentée présente une pointe oblique, qui dirige l'action rotatoire de l'instrument, de manière à agrandir plus sûrement le diamètre de la perforation.

J'ai conservé le modèle d'un stylet à pointes de diamant, dont je proposais l'emploi dans le cas où une balle de fer se serait présentée à l'explorateur dans la vessie.

N° 6. — Modèle d'un instrument fabriqué en 1822, et appelé *brise-pierre*. Il est à deux branches très-fortes, agissant sur la pierre par pression et par glissement, au moyen d'une crémaillère et d'une combinaison mécanique, qui immobilise l'une des branches (2). Je renonçai à cet instrument à cause de la difficulté que j'avais à saisir la pierre. On l'a reproduit plusieurs fois sans plus de succès.

Les pierres placées entre les branches des instruments lithotriteurs à deux ou trois branches mettent, pour ainsi dire sous les yeux, les détails de la manœuvre opératoire. On voit, par exemple, en faisant tourner au devant de la pierre le lithotriteur à tête excentrique, comment le trou produit par la perforation est trois fois plus large que le diamètre du perforateur.

La position des crochets du trilabe sur la pierre, bien ou mal placée entre les branches de la pince, fait comprendre l'utilité de cette disposition de l'instrument. Il faut qu'un opérateur soit bien maladroit, pour ne pas saisir la pierre avec un instrument ainsi construit.

Saisir la pierre est la condition essentielle, et le trilabe la remplit parfaitement. C'est un instrument de précision. Les

----

(1) *Voir* 3e lettre, p. 102-107.

(2) Voir *Traité de la lithotritie*, p. 401.

doctrines erronées, dont quelques chirurgiens persistent à prendre la défense, ne résisteront pas à ces preuves démonstratives.

QUATRIÈME COMPARTIMENT

INSTRUMENTS DROITS (*suite*).

N° 1. — On peut considérer comme des pièces de rechange les trilabes divers que j'ai réunis, avec leurs forets, dans ce compartiment.

Ces instruments ont été construits, ainsi que tous les autres, selon les règles de la méthode opératoire. On peut donc s'en servir dans la pratique. Ces pièces sont particulièrement utiles pour la démonstration de la manœuvre, et je les ai placées ici, parce qu'elles nous dispensent de toucher aux instruments tout armés, montés ou chargés du premier compartiment.

On remarquera les pinces à deux branches, à gaîne, qui sont d'un emploi fréquent et commode, tant pour la vessie que pour l'urèthre.

A. **Pinces à deux branches pour l'urèthre**, droites et courbes. — Toutes ces pinces, droites ou courbes, sont munies d'un stylet central à tête, dont l'utilité a échappé, paraît-il, à beaucoup de chirurgiens. Il sert à constater la présence du calcul, d'un fragment de calcul, ou de tout autre corps étranger qui se trouve dans l'instrument, entre ses branches, et à le chasser, s'il ne peut être extrait, soit par son volume et sa configuration, soit par la conformation de la partie où il se trouve engagé.

Dans beaucoup de cas, la tête du stylet fait l'office d'un coin. En tirant dessus, on écarte les branches de la pince.

Du reste, on peut remplacer le stylet par un petit lithotriteur.

INSTRUMENTS COURBES

Les instruments lithotriteurs courbes sont les plus répan-
dus dans la pratique, et ils passent pour être mieux connus
que les précédents.

Dans les traités de chirurgie et dans les leçons cliniques,
on présente ces instruments de telle sorte qu'on pourrait
croire qu'ils ont tous reçu les derniers perfectionnements.
Ce qu'il y a de certain, c'est que ces instruments sont dé-
fectueux et qu'ils peuvent devenir dangereux dans l'application. Ne voit-on pas tous les jours des tentatives de lithotritie avorter entre les mains des chirurgiens les plus habiles?
N'est-ce pas à la suite de ces mécomptes et des plus graves
accidents, que beaucoup de chirurgiens ont renoncé à la lithotritie ?

Il est donc opportun de traiter de ces instruments et d'en
placer les principaux modèles sous les yeux des observateurs,
qui sauront ainsi à quoi s'en tenir (1).

Les instruments courbes étaient connus, mais on ne s'en
est occupé sérieusement qu'à partir de 1832, époque où
M. Heurteloup les exhuma sous la dénomination de *percuteur
courbe à marteau*.

Les modèles qu'on a sous les yeux présentent les principaux changements qu'a subis cet appareil. Dans les notes
explicatives qui accompagnent ces pièces diverses, j'ai dû
me borner aux points qui intéressent plus directement la
pratique.

(1) *Voir* le choix des moyens, et dans le compartiment n° 2, les lithoclastes et
les forceps dont je me sers habituellement.

Je me suis sérieusement occupé des instruments courbes, et en suivant une voie différente de celle qu'ont suivie les autres chirurgiens, j'ai été amené, en 1836, à faire construire le lithoclaste à mors plats et larges et à écrou brisé, dont je me sers depuis cette époque. Étudions rapidement la construction de cet instrument.

Le lithoclaste. — Le lithoclaste présente, comme le trilabe, un corps et deux extrémités. Le corps droit a, dans les deux instruments, 7 millimètres de diamètre.

A l'extrémité qui pénètre dans la vessie, on remarque une courbure dont le degré doit être déterminé avec précision. Elle est trop faible dans le percuteur primitif; trop prononcée et trop brusque dans certains lithoclastes *coudés*, instruments dangereux.

Cette courbure doit être telle, que l'instrument pénètre aisément dans la vessie sans froisser les parois de l'urèthre, et qu'on puisse fixer solidement la pierre et chasser les débris de calcul accumulés entre les branches.

Il doit être difficile de déterminer la courbure de l'extrémité vésicale et de régler la disposition de cette partie de l'instrument, si l'on en juge par les vices de construction de la plupart des appareils que le commerce livre aux chirurgiens.

La longueur de la partie courbe, dans mes lithoclastes, est en moyenne de 22 millimètres ; jamais elle n'est au-dessous de 15 millimètres ni au-dessus de 30.

L'épaisseur des branches rapprochées est de 4 millimètres vers la pointe. La largeur de la branche postérieure est de 9 millimètres. L'épaisseur et la largeur des branches doivent être en rapport avec les indications qu'on se propose de remplir.

S'agit-il d'attaquer une pierre dure et volumineuse, les

branches seront proportionnellement plus longues et plus épaisses que larges. Elles seront à la fois plus courtes, plus larges et plus plates, quand il s'agira de saisir et d'évaser des calculs d'un petit volume ou de gros fragments.

J'ai employé, dans ces cas exceptionnels, des lithoclastes dont la tige avait 7 à 8 millimètres de diamètre, et les branches 30 millimètres de longueur. Ces instruments sont d'une grande résistance, mais difficiles à manier.

Avant tout, l'opérateur se préoccupera du rapport des branches entre elles, lorsqu'on les rapproche, soit pour écraser le calcul, soit pour chasser les débris accumulés entre les mors, soit encore pour retirer l'instrument.

Rappelons que la branche postérieure est plus longue et plus large que l'autre. Lisse et unie, elle présente à sa face interne un rebord peu saillant, surtout vers l'extrémité, plus prononcé vers le talon de la branche, où il est contourné en dedans, de manière à se perdre dans la tige droite de l'instrument.

Ce rebord ajoute à la solidité de l'instrument, en même temps qu'il empêche les petits calculs de glisser et de s'échapper au moment où ils sont saisis. Lorsqu'on rapproche les deux branches, l'antérieure s'applique contre la surface encadrée de la postérieure ; elle s'y loge en quelque sorte. La branche antérieure est la plus épaisse et la moins large. Sa face interne est plate et garnie de petites aspérités disposées de façon à chasser en avant les débris pierreux de l'instrument.

La face externe de la branche antérieure est lisse et légèrement arrondie. Les bords des deux branches sont unis et ils ne se touchent pas lorsqu'on ferme l'instrument. Entre le rebord de la branche postérieure et le contour de la branche antérieure, il y a un intervalle. Cette disposition essentielle empêche la vessie d'être pincée, et l'instrument se dégorge facilement, grâce à l'issue qui livre passage aux débris pierreux,

Ces dispositions, d'une utilité pratique, ne se trouvent que dans les instruments construits sous ma direction.

On a pu confondre, à première vue, la branche postérieure de mon lithoclaste, à cause du rebord qui l'entoure aux trois quarts, avec le brise-pierre à cuiller, instrument dont l'usage n'est que trop répandu ; mais un examen attentif fait découvrir des différences capitales. La surface entourée d'un rebord est plate dans mon lithoclaste, et concave dans les autres. Les détritus pierreux qui glissent dans mon lithoclaste se tassent, au contraire, dans l'instrument à cuvette. Or, comme les bords des branches se touchent, dès qu'on les rapproche, l'instrument s'engorge, et il devient très-difficile de le retirer (1).

A l'extrémité externe de l'instrument se trouvent réunis les engins mécaniques qui fonctionnent pour morceler la pierre.

Dans les instruments construits en France, l'extrémité externe présente un grand nombre de parties inutiles, depuis surtout qu'on a renoncé au procédé de la percussion.

Les fabricants, fidèles à la routine, n'ont tenu compte de cette circonstance, et ils n'ont pas changé de système (2). On voit toujours sur leurs lithoclastes un renflement de la tige extérieure que surmonte une partie carrée ; puis, une rondelle servant de poignée et présentant, d'un côté, deux gros boutons, de l'autre, la boîte à écrou brisé avec deux autres boutons plus petits. On voit ensuite, en remontant,

____

(1) Ces minutieux détails intéressent le fabricant ; mais ils ne seront pas inutiles au praticien, embarrassé de choisir entre des instruments qu'il ne connaît point et qu'il importe de distinguer les uns des autres par leurs dispositions les plus essentielles.

(2) *Voir* les instruments déposés dans ma collection.

deux bandes servant de prolongement à la branche antérieure, recouvrant en partie la branche taraudée, mais séparées par un intervalle suffisant pour donner prise aux deux moitiés de l'écrou. Viennent ensuite deux autres rondelles plus petites, faisant corps, et séparées par une gorge. Plus loin est la rondelle sur laquelle l'opérateur appuie la paume de sa main pour écraser la pierre et pour faire fonctionner l'écrou lorsque l'instrument est armé.

Il y aurait tout avantage à supprimer une partie de ces accessoires. L'instrument en deviendrait plus léger, sans rien perdre de sa précision ni de sa puissance. Il paraît qu'on n'est pas près de renoncer à ces superfluités.

Dans le mécanisme du lithoclaste, c'est l'écrou brisé qui constitue le moteur essentiel. Il peut être placé à découvert ou dans une boîte adaptée à la première rondelle. Les deux parties de l'écrou s'écartent et se rapprochent à volonté. Dans ce dernier cas, l'écrou, s'appliquant sur le taraud, est prêt à fonctionner; dans le premier, il reste muet, et les branches du lithoclaste agissent comme s'il n'existait point. Ce mécanisme est visible dans les écrous qui sont à découvert. On a souvent, dans la pratique, l'occasion de constater les avantages de l'écrou brisé.

Rappelons ici que le rayon de la dernière rondelle doit être proportionné à la résistance des branches et à la puissance musculaire de l'opérateur. Si cette puissance est considérable, la rondelle sera plus petite, toutes choses égales d'ailleurs. Si le pas de vis est très-serré, la rondelle devra aussi être plus petite. Dans tous les cas, l'opérateur commence par mettre l'instrument à l'épreuve avant de s'en servir; il aura soin que l'essai ne laisse rien à désirer.

Par-dessus cette large rondelle, il y en a une autre plus petite, à surface lisse et légèrement bombée, sur laquelle l'opérateur appuie fortement la paume de sa main droite, lorsque l'écrasement peut s'effectuer sans le secours de l'écrou (1).

Lithoclaste à pignon. — L'extrémité externe de cet instrument est plus simple. A la suite de la partie carrée, est une rondelle servant de poignée; plus loin, une douille destinée à recevoir le pignon; et à l'intérieur de cette douille, à la face supérieure de la branche mâle, apparaissent les dents de la crémaillère qui s'engrènent avec celles du pignon. Plus haut, on voit une petite rondelle; et tout à fait à l'extrémité, une autre grande rondelle à surface convexe. C'est la poignée de l'instrument (2).

Forceps fenêtré. — Ce forceps, dont je présente ici deux modèles (n°s 1 et 6), diffère du précédent par la disposition

(1) Depuis quelque temps on a adopté en Angleterre, pour faire fonctionner l'écrou et en rapprocher les deux moitiés, un moyen que j'ai décrit et représenté, p. 29 de mon *Traité pratique de la lithotritie*, et qui fut longuement expérimenté en France, en 1836 et 1837. — Je tiens de M. Weiss, le célèbre fabricant anglais, un lithoclaste auquel ce système est appliqué. Je me sers dans ma pratique d'instruments dont l'écrou est renfermé dans une boîte. — Dans l'ouvrage récent de M. Thompson (*Practical lithotomy and lithotrity*, London, 1863, in-8°), on trouve l'indication de quelques autres moyens employés en Angleterre pour briser la pierre par la pression.

(2) Ce moteur, que j'ai employé dès 1821 dans mes expériences préliminaires, a été ensuite adapté à un brise-pierre droit à deux branches, dont je me servais dans mes premières opérations. J'appliquai, en 1836, le même appareil au trilabe, afin de rendre mobile une des branches de la pince, et je le combinai bientôt après avec deux crémaillères, dans un gros brise-pierre que je fis fabriquer pour casser la pierre, à la suite de la taille. (*Voir* pl. III et V de mon ouvrage sur la lithotritie, 1827, in-8°, et l'édition de 1847, partie historique.)

Depuis 1836, j'ai souvent employé le pignon avec le *forceps lithotriteur*, dans les cas de grosses pierres. J'avais cru que la pression était plus forte avec le pignon qu'avec l'écrou brisé. En réalité, il n'y a point de différence. Je ne parle ici que du pignon, tel qu'il est usité en France. La forme adoptée par quelques chirurgiens anglais ne permet peut-être pas de mesurer la force de la pression avec toute la prudence requise (*Voir* mon *Traité de la lithotritie* et l'ouvrage cité de M. Thompson). — Voilà donc quarante ans que je m'occupe de cet instrument.

de son extrémité vésicale, qui est plus longue et plus aplatie sur les côtés, et non d'avant en arrière ; et dans la rainure de la branche postérieure, dans laquelle se loge la branche mâle lorsqu'on ferme l'instrument, Les bords de la branche femelle et la surface de la branche mâle sont garnis de dents dont on a exagéré l'utilité, car elles peuvent nuire pendant la manœuvre.

Cet instrument dont j'ai donné plusieurs figures dans mon *Traité de la lithotritie* (1), ne doit être employé en général que pour saisir et morceler les grosses pierres friables. Après le morcellement, à la deuxième ou à la troisième séance, on a recours au lithoclaste, préférable à tous égards, par la facilité de la manœuvre, et très-propre à saisir les débris pierreux et les petits calculs. Il réduit la pierre en poudre grossière, au lieu de produire des éclats aplatis, irréguliers, qui s'arrêtent dans l'urèthre (2).

Quand on emploie exclusivement le forceps, on n'est jamais sûr de n'avoir pas laissé des fragments dans la vessie.

Je me suis servi du forceps fenêtré comme d'un sécateur, pour morceler un morceau de bois dans la vessie, en disposant sa branche mâle comme on le voit dans la figure 17 du *Traité de la lithotritie*, p. 244.

Lithoclastes explorateurs. — Deux instruments explorateurs complètent ma trousse.

Le premier, un peu plus gros que la sonde ordinaire, se compose, comme le lithoclaste, de deux tiges qui glissent très-facilement l'une dans l'autre. Il présente, à son extrémité vésicale, deux mors plats et larges, assez minces. Je

(1) Art. II, p. 17 et suiv.
(2) *Voir* dans l'Introduction du *Guide pratique, la Lithotritie à l'Hôtel-Dieu*.

m'en sers pour les explorations préalables et finales. Il n'y a point de moteur à l'extrémité externe.

Par la disposition de ses mors, cet instrument est propre à saisir les corps les plus ténus ; en même temps que ses branches offrent assez de résistance, pour qu'un corps trop volumineux puisse être écrasé, soit par la simple pression, soit au moyen d'un compresseur artificiel. Je ne saurais trop recommander aux praticiens l'emploi de ce précieux instrument.

Le second explorateur est plus gros ; sa partie courbe est plus longue et creuse. La tige intérieure est perforée dans toute sa longueur, pour l'écoulement de l'urine ; de sorte qu'il est possible de faire une ou deux injections, sans retirer l'instrument. La branche femelle, plus recourbée à son extrémité, présente une cuvette, dans laquelle tombent les débris pierreux les plus ténus, qu'on va ramasser dans la partie la plus déclive de la vessie, lorsque ce viscère a perdu sa contractilité. Ces débris, tassés dans la cuvette, sont extraits avec l'instrument.

Il est rare que ces débris soient en quantité suffisante pour engorger l'appareil ; et d'ailleurs, ils ne sont pas tassés, de sorte qu'il suffit pour les chasser, d'un tuyau introduit dans le tuyau central, par un procédé analogue à celui de Francis Lestrange. Nous faisons ce rapprochement, parce que cette manière de dégorger l'instrument a été proposée en France, dans ces dernières années, comme une invention utile ; et l'auteur a même reçu une récompense.

Tels sont, en abrégé, les moyens dont je me sers et dont je ne crains pas de conseiller l'emploi, avec la confiance que peut donner une longue pratique de la lithotritie.

Quant aux dispositions particulières des instruments, suivant les circonstances, on trouvera les renseignements nécessaires dans les articles spéciaux du *Guide pratique* qui traitent des applications de la méthode aux cas divers.

SIXIÈME COMPARTIMENT

Instruments pour la cystotomie. — Depuis 1826, je me suis beaucoup occupé de l'opération de la taille au point de vue pratique (1). J'y ai apporté quelques modifications utiles. J'indiquerai ici les principales améliorations introduites dans l'appareil instrumental et sanctionnées par l'expérience.

Ce qui m'a déterminé à placer ces instruments dans la collection, c'est leur nombre considérable. On est embarrassé de choisir ; on trouve à peine deux chirurgiens qui pratiquent la cystotomie exactement de la même manière. C'est là une observation qu'on peut faire en suivant les services chirurgicaux des hôpitaux de Paris, de Londres, de Berlin, de Vienne et de Saint-Pétersbourg.

Il ne faut pas se dissimuler que cette variété de procédés opératoires est un obstacle au véritable progrès. En effet, chaque opérateur présentant son procédé comme le meilleur, le jeune chirurgien se trouve bien empêché, quand il s'agit de faire un choix. Son attention s'est dispersée au lieu de se concentrer sur une méthode uniforme, dont les applications seules devraient varier dans des limites prévues, selon les cas et l'habileté de l'opérateur. Au point de vue didactique, cette richesse apparente n'est que pauvreté.

PRINCIPAUX INSTRUMENTS DONT JE ME SERS POUR PRATIQUER
LA TAILLE.

1° Cathéters. — Dans la cystotomie périnéale, le cathé-

1) Voir *Parallèle, Traité de l'affection calcul.*, mon premier *Traité de la*

ter cannelé est un instrument essentiel et d'un emploi usuel.
Toutefois, on ne paraît pas s'être préoccupé des deux particularités importantes qu'il présente, la courbure et la cannelure. On a sous les yeux des pièces qui présentent des différences assez notables pour qu'il soit aisé d'établir entre elles
une comparaison décisive.

C'est le modèle n° 1 qui me semble mériter la préférence.
La convexité est creusée d'une large gouttière, qu'il est facile de sentir avec le doigt et de retrouver sûrement après
avoir divisé les tissus superficiels du périnée. La courbure
est disposée de telle sorte, qu'elle fait une saillie notable à
l'endroit où le canal doit être ouvert. J'ai placé ici trois modèles de dimensions différentes, mais offrant les mêmes dispositions.

Les trois pièces placées à côté sont d'anciens cathéters à
longue courbure, à rainure anguleuse, moins large et moins
profonde que la cannelure des cathéters du premier groupe.
Ces cathéters imparfaits sont encore employés par quelques
chirurgiens ; mais ils n'offrent pas les mêmes garanties que
les autres.

2° Lithotome à lame cachée. — Cet instrument est
d'un usage moins général que le précédent. Il se recom-
mande par la simplicité de son mécanisme et la précision de
ses effets. Avec ce lithotome, l'opérateur divise avec autant
de sûreté que de promptitude, le col vésical et les tissus profonds du périnée. Il n'est pas étonnant qu'il soit préféré à
tous les autres lithotomes, particulièrement en France.

Le lithotome est à une ou à deux lames, suivant le procédé qu'on se propose d'appliquer. Les deux lithotomes à
lame simple, que je place ici comme modèles, sont d'une

---

lithotritie (1827), un Mémoire lu à l'Académie de médecine en 1826, et un autre
Mémoire lu à l'Académie des sciences en 1831.

grande solidité, et agissent avec une très-grande précision.

Le lithotome à deux lames, dont la figure se trouve déjà dans les anciens auteurs de chirurgie, est de construction moderne.

Il ne réunit pas toutes les conditions voulues.

Le premier modèle fut construit par Lesueur, sous la direction de Dupuytren. Il est en tout semblable à celui dont se servait ce chirurgien célèbre.

En opérant avec ce lithotome, je reconnus qu'on pouvait supprimer utilement sa courbure. Cette modification étant faite, j'obtins un instrument droit, simple, solide, dont la tige se termine par un bec légèrement tourné en haut. Les lames s'écartent latéralement et d'une étendue déterminée. Pour la précision et la régularité de la manœuvre, il est préférable au précédent.

Avant de commencer l'incision, au moyen de l'instrument ouvert au col de la vessie, je déprime le col vésical et l'angle antérieur du trigone, vers le rectum; de sorte que les branches se trouvent en présence de la portion la plus large de la prostate. Ces rapports entre l'instrument et les tissus à inciser doivent fixer l'attention des chirurgiens.

Le lithotome double a été ensuite modifié par M. Charrière, qui en fait un instrument joli et élégant. Mais, en s'embellissant, ce lithotome a perdu de sa solidité. Les branches, par suite de leur faiblesse et de leur agencement, ploient, et l'incision n'a presque jamais la largeur indiquée par l'échelle, surtout lorsque la prostate est dure. Il arrive même que les branches se fracturent, ce dont j'ai fait l'expérience.

On remarquera que les lames des lithotomes que j'emploie ne coupent que dans la moitié supérieure. Cette disposition met les tissus divisés par le bistouri à l'abri de nouvelles incisions.

Tenettes. — Il y a une grande variété de tenettes, qui répondent à des indications différentes. J'ai réuni, ici, les principaux modèles des tenettes dont on se sert le plus communément.

J'ai modifié en 1836 la courbure des branches ; l'extrémité libre de l'une est inclinée vers celle de l'autre. Ces branches, moins creuses que dans les tenettes anciennes, s'appliquent plus exactement sur la pierre et la fixent plus solidement.

Les petites tenettes sont comme des pinces à deux branches, placées à côté des premières. Elles sont particulièrement utiles pour extraire des fragments arrêtés dans le trajet de la plaie.

Du reste, les différences qu'on remarque en comparant ces instruments portent essentiellement sur la partie qui doit saisir et fixer la pierre. Les tenettes varient quant à la disposition et à la conformation des mors, suivant le volume de la pierre et les modifications qu'elle a subies sous l'action des instruments.

C'est par un nouveau changement que la tenette est devenue l'instrument principal d'une méthode opératoire, qui consiste à morceler dans la vessie, après la taille, les pierres trop volumineuses pour passer par la plaie.

Le gorgeret et le bouton complètent l'appareil instrumental de la cystotomie périnéale.

Pour la cystotomie sus-pubienne, il y a la sonde à dard, l'aponévrotome, le gorgeret suspenseur de la vessie. Ces trois instruments ont reçu, de nos jours, des perfectionnements utiles, que j'ai eu déjà l'occasion de faire connaître en 1836. Je m'abstiens ici de toute explication.

Je me sers d'une sonde à dard plus grosse et plus courbe que l'ordinaire. L'ouverture du bec est plus rapprochée de la concavité ; de telle sorte que le dard, en sortant, laisse derrière lui une saillie arrondie, sur laquelle s'appliquent les doigts de l'opérateur, au moment où il ponctionne la vessie.

J'ai ajouté à l'extrémité extérieure une boîte à cuir, afin d'empêcher la vessie de se vider pendant la manœuvre.

Je place à côté trois sondes plus petites, fabriquées d'après le même principe, mais dont l'extrémité vésicale ne soutient pas aussi bien la vessie lorsqu'on la ponctionne. Avec ce mécanisme, les doigts de l'opérateur peuvent même être blessés par la pointe du dard.

Le bistouri aponévrotomique est préférable à l'espèce de trocart qu'il a remplacé dans cette opération.

Le gorgeret suspenseur à large gouttière, dont l'extrémité libre est recourbée de manière à former un crochet, est essentiellement utile, et bien préférable à celui dont on se servait autrefois et dont on voit le modèle à côté.

Le levier est employé utilement dans certains cas de grosses pierres difficiles à saisir.

SEPTIÈME COMPARTIMENT

APPAREIL INSTRUMENTAL POUR LE MORCELLEMENT DES GROSSES PIERRES DANS L'OPÉRATION DE LA TAILLE.

Dans ce compartiment, j'ai réuni les instruments qui forment l'appareil pour la préhension et le morcellement de la pierre dans l'opération de la taille.

N° 1. — Tenette forceps pour saisir la pierre et l'extraire, s'il y a lieu. La vis d'union des deux branches est surmontée d'une douille avec son prolongement. Cet accessoire ne gêne aucunement la manœuvre.

N° 2. — Tenette munie de l'instrument qui opère le morcellement de la pierre. La partie essentielle de cet appareil est le perforateur qui, glissant dans la douille adaptée à la tenette, se porte dans la vessie, au centre de la pierre retenue entre les deux mors. Une griffe simple, placée au devant de la douille, fixe les deux branches au moyen d'une vis de pression correspondant à la portion cannelée, et reçoit dans une douille, placée à sa face postérieure, un support fixé par une vis de pression ; la forme de ce support est telle que l'archet peut fonctionner librement.

La griffe se termine par un écrou brisé, dans lequel s'engage la tige du foret. La poulie, le cuivrot et la vis de pression qui maintient l'extrémité supérieure du foret dans le support, complètent l'appareil. La disposition de la pierre, maintenue entre les mors de la tenette et la direction du foret, montrent assez comment fonctionne l'appareil pour produire la perforation et le morcellement.

N° 3. — C'est le même appareil, avec plus de puissance. Ici, la douille n'a point de prolongement. La griffe est double ; on remarque sur le côté droit une douille destinée à recevoir un pignon, pour faire avancer la griffe sur la crémaillère. Deux vis de pression. La douille existe à la face postérieure de la griffe, pour recevoir le support. La partie supérieure de la tige qui s'engage dans l'écrou brisé est taraudée. Le cuivrot et la manivelle complètent l'instrument. Le foret est conique et à vis. Cet instrument a été ainsi monté et chargé pour faciliter la démonstration. Il est inutile de faire observer combien l'application de l'instrument offre de difficultés lorsque la pierre, comme c'est ici le cas, par sa forme, son volume et le poli de sa surface, échappe à la tenette et au foret.

TABLE DES MATIÈRES

DEUXIÈME SECTION.

TROISIÈME SECTION.

QUATRIÈME SECTION.

---

(1) ERRATUM. — Dans le texte du Catalogue, page 131, au lieu : de *Septième section*, lisez : *Huitième section*.

CATALOGUE DES INSTRUMENTS A MON USAGE POUR LES
OPÉRATIONS DE LA LITHOTRITIE ET DE LA CYSTOTOMIE.

FIN

Sceaux. — Typographie de E. Dépée.